Shreya Batra
Deepti Jawa Singh
Rani Somani

Coroas em Odontopediatria

Shreya Batra
Deepti Jawa Singh
Rani Somani

Coroas em Odontopediatria

ScienciaScripts

Imprint

Any brand names and product names mentioned in this book are subject to trademark, brand or patent protection and are trademarks or registered trademarks of their respective holders. The use of brand names, product names, common names, trade names, product descriptions etc. even without a particular marking in this work is in no way to be construed to mean that such names may be regarded as unrestricted in respect of trademark and brand protection legislation and could thus be used by anyone.

Cover image: www.ingimage.com

This book is a translation from the original published under ISBN 978-3-659-85680-8.

Publisher:
Sciencia Scripts
is a trademark of
Dodo Books Indian Ocean Ltd. and OmniScriptum S.R.L publishing group

120 High Road, East Finchley, London, N2 9ED, United Kingdom
Str. Armeneasca 28/1, office 1, Chisinau MD-2012, Republic of Moldova, Europe
Printed at: see last page
ISBN: 978-620-3-68700-2

ÍNDICE DE CONTEÚDOS

CAPÍTULO 1   2

CAPÍTULO 2   4

CAPÍTULO 3   10

CAPÍTULO 4   73

CAPÍTULO 5   75

CAPÍTULO 1

Introdução

A cárie dentária é uma doença dentária comum que afecta todas as populações, independentemente da idade, raça e sexo.[1] As crianças representam um grupo de alto risco para o desenvolvimento de cáries.[2] A falta de educação dos pais no período pré-natal e a negligência dos cuidados de saúde oral na infância conduzem ao desenvolvimento de cáries. Com o desmame do aleitamento materno e a adoção de uma dieta, que hoje em dia é geralmente de natureza mole e pegajosa, o processo de cárie progride rapidamente. A restauração de dentes decíduos é um desafio para a pedodontia devido ao pequeno tamanho dos dentes, à proximidade da polpa à superfície do dente, ao esmalte fino e à área de superfície inadequada para colagem, aos problemas relacionados com a criança e ao elevado custo do tratamento.[3]

O uso de restaurações estéticas tornou-se um aspeto importante da odontopediatria. Os materiais estéticos mais utilizados em odontopediatria para a restauração de grandes lesões cariosas são os cimentos de ionómero de vidro e a resina composta. O cimento de ionómero de vidro evoluiu como uma combinação do cimento de silicato e do cimento de policarboxilato. Tem uma boa propriedade adesiva que se liga ao esmalte e à dentina e tem uma libertação de flúor menos significativa, mas é sensível à técnica e desintegra-se facilmente, é frágil e tem uma fraca resistência à tração. Os compósitos são utilizados em odontopediatria devido às suas propriedades físicas óptimas e à sua estética superior, mas sofrem contração de polimerização ou encolhimento durante a presa, o que leva a uma contração volumétrica aproximada de 1,0-2,5% e a uma tensão na superfície dente-resina. Esta contração pode levar a uma fraca integridade marginal. Enfraquece as cúspides, levando a uma potencial deformação e fratura da cúspide. A Academia Americana de Odontopediatria também defende o uso de restaurações de cobertura total em crianças que apresentam lesões cariosas grandes e multi-superficiais nos dentes decíduos.[4]

As coroas dentárias têm sido utilizadas desde a antiguidade. A primeira civilização a utilizar coroas dentárias foi a dos etruscos. Fabricavam coroas a partir de marfim, osso e dentes humanos. Em 1905, Charles Land inventou a coroa de porcelana, o primeiro substituto das obturações de ouro. Em 1950, Humphry Davis introduziu pela primeira vez coroas de aço inoxidável que eram utilizadas principalmente para restaurar dentes decíduos. Mas estas coroas não eram adequadas para a restauração de dentes anteriores primários devido ao seu aspeto inestético.[3] As técnicas de restauração atualmente utilizadas para tratar os dentes anteriores incluem coroas de tiras, coroas de policarbonato, coroas de aço inoxidável de face aberta, coroas de aço inoxidável folheadas comercialmente e muitas outras. As coroas estéticas proporcionam uma restauração duradoura para dentes anteriores primários.

Rejeitando o velho conceito de que os dentes decíduos não são tão importantes como os seus sucessores permanentes, a reabilitação dos dentes decíduos também deve ser cuidada na odontopediatria, como diz o velho **judeu "quem dá um sorriso à criança dá um sorriso ao mundo".**

O objetivo desta dissertação é apresentar uma breve revisão sobre as coroas em odontopediatria e as suas implicações na medicina dentária.

CAPÍTULO 2

<u>HISTÓRIA</u>

A julgar pelo que os arqueólogos descobriram ao examinar os ossos e dentes de humanos mortos há muito tempo, as pessoas têm sido incomodadas por problemas dentários há milhares de anos. Os primeiros escritos relativos a dores de dentes surgiram há cerca de 5.000 anos na Mesopotâmia.[5] Gravados em tabuletas cuneiformes, os sumérios escreveram sobre demónios e vermes dentários que causavam cáries. As pessoas rezavam a deuses como Shamash, Anu ou Ea para que os curassem das suas dolorosas aflições orais (Figura 1).

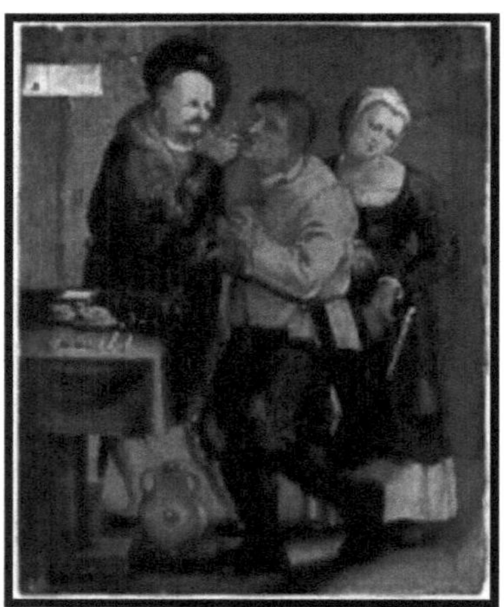

Figura 1: Agricultor no dentista em 1600

Então, por volta de 2250 a.C. (antes da Era Comum), os médicos começaram a tratar as dores de dentes com algo mais do que invocações a um ou outro deus. Uma mistura de cana-de-açúcar e cera de abelha era aquecida com um ferro quente e o fumo era direcionado para o dente cariado. A cavidade era então tratada com um cimento de semente de cana-de-açúcar em pó e goma de mascar.[5]

As primeiras coroas dentárias

Os arqueólogos encontraram provas de coroas, pontes e outras restaurações dentárias desde um povo pré-romano chamado Etruscos (Figura 2). As coroas dentárias primitivas eram normalmente feitas de metais, incluindo ouro, chumbo ou prata, com um desenho rudimentar. Embora não tenhamos forma de conhecer o processo utilizado na antiguidade, pode presumir-se que não era nada confortável.

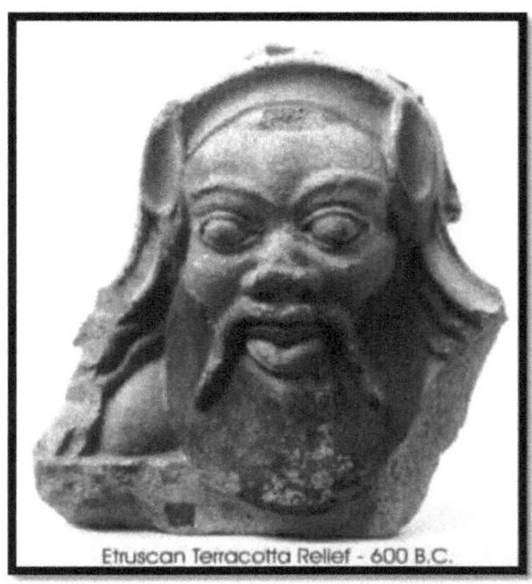

Figura 2: Relevo de terracota etrusco-600 a.C

Foram encontrados poucos indícios da utilização de coroas na Idade Média, mas a sua utilização foi retomada em 1500. Por volta de 1700, as coroas eram novamente comuns, embora os materiais de eleição nesta época fossem dentes humanos ou de animais. Eram fixadas por vários métodos, incluindo postes feitos de metal ou madeira. Por volta de **1700**, começaram a aparecer coroas dentárias feitas de forma rudimentar com dentes humanos ou de animais. **Estas coroas dentárias eram instaladas com postes de madeira ou de metal. Só em meados de** 1800 é que a porcelana começou a ser o material de eleição para o fabrico de coroas dentárias.

Finalmente, nos anos 1900, foram inventadas **coroas que eram de certa forma feitas à medida para se adaptarem efetivamente à boca da pessoa. Foi utilizado** um processo **chamado "método de fundição por cera perdida" para fazer estas novas** coroas **amolgadas.** Foi utilizada uma cera para criar um molde para a coroa. Depois, a porcelana era vertida no molde para formar a coroa dentária final. O Dr. Bill Taggert construiu uma máquina para moldar **coroas dentárias** em **Indianápolis** em 1907. Ao aperfeiçoar a sua técnica, os dentistas conseguiram fazer **coroas** dentárias detalhadas e precisas. **A maioria das coroas até à década de 1960 eram feitas de ouro ou porcelana. Por volta dos anos 60,** as coroas dentárias em porcelana fundida com metal tornaram-se o padrão (Figura 3).

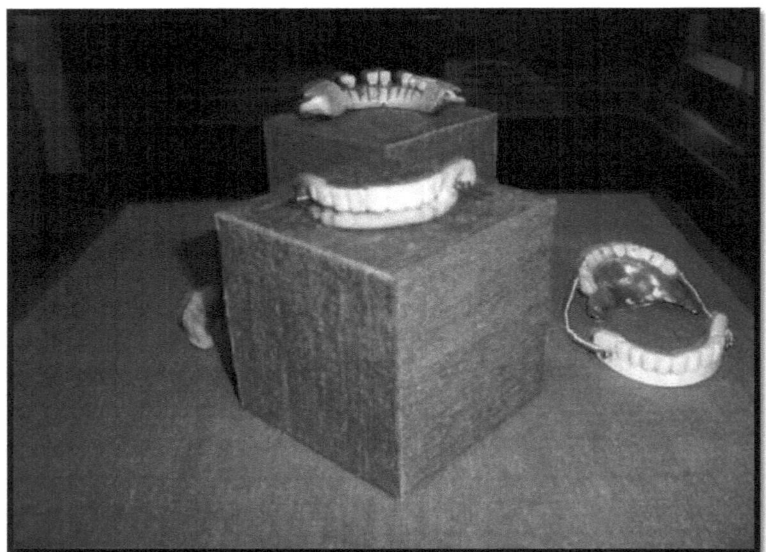

Figura 3: Coroas dentárias

A técnica moderna da coroa dentária começou a tomar forma no final do século XIX, quando a porcelana se tornou popular. Era durável e assemelhava-se a dentes verdadeiros, o que era uma novidade na altura. No entanto, a técnica de colocação continuava a ser problemática. No final desse século, um dentista chamado **Charles** HLand revolucionou a medicina dentária com o desenvolvimento da coroa de porcelana. Esta envolvia o dente em porcelana, daí o nome "Jacket".

A invenção do Dr. Land rapidamente ganhou popularidade no início dos anos 1900. Além disso, durante esta época, nasceu a ideia de criar moldes e personalizar coroas. Havia ainda um problema com as coroas de porcelana, que era a resistência. Na década de 1960, foi desenvolvida a porcelana fundida com metal. Embora essas coroas tendessem a ser escuras à volta da base, eram uma grande melhoria em relação ao metal puro quando era necessária resistência.

Coroas utilizadas em Odontopediatria

As coroas de aço inoxidável foram introduzidas na medicina dentária pediátrica por Humphrey em 1950 (Figura 4). Desde essa altura, as coroas de aço inoxidável tornaram-se uma técnica de restauração inestimável para o tratamento de dentes decíduos muito partidos. Infelizmente, se as coroas de aço inoxidável forem a única opção de restauração, a estética e a extração dos incisivos são deficientes.[6]

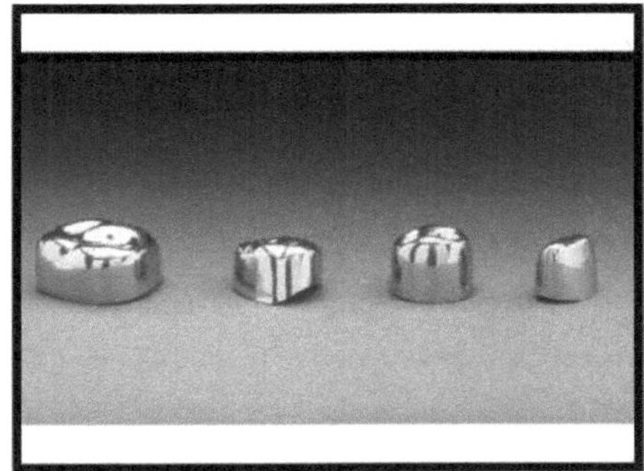

Figura4: Coroas de aço inoxidável

Cheng Crowns (1987) (Figura 5), Kinder Krowns (1989) e NuSmile Crowns (1991) (Figura 6) são alguns dos fabricantes mais notáveis que ganharam uma quota de mercado significativa com esta nova coroa revolucionária para a dentisteria pediátrica. Embora estas novas coroas fossem muito mais estéticas do que as coroas totalmente em aço inoxidável, apresentavam alguns inconvenientes significativos.

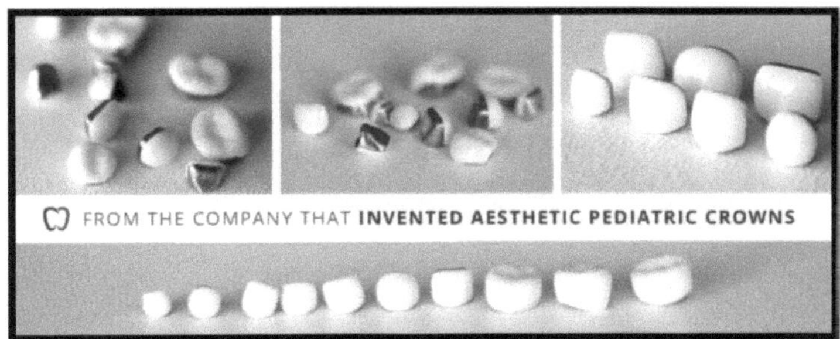

Figura5: Coroas de Cheng

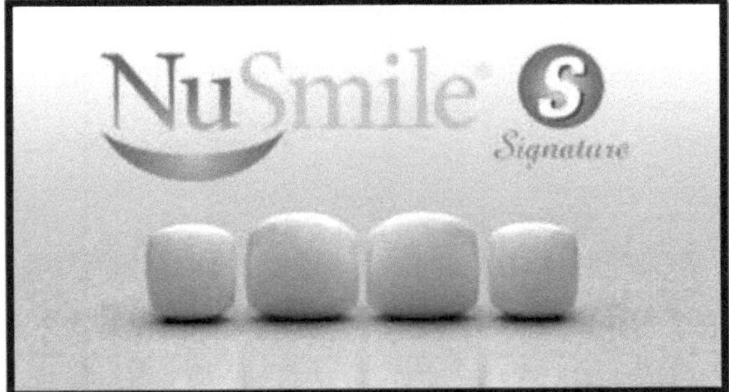

Figura6: Coroas Nu Smile

Mais tarde, **as coroas Prevennered** foram introduzidas na medicina dentária no início da década de 1990. O objetivo do desenvolvimento da coroa pré-revestida era fornecer uma solução conveniente, durável e estética para restaurar dentes decíduos severamente mutilados. A principal vantagem das coroas pré-revestidas era o seu aspeto mais estético em comparação com as suas antecessoras de aço inoxidável. No entanto, este novo produto exigia um novo método para preparar o dente e assentar as coroas. Devido ao facto de o material plástico estar ligado à subestrutura metálica, foi recomendado que estas restaurações tivessem um ajuste passivo ao dente, minimizando o potencial de fissuração da face. Não é recomendada a cravação ou alteração da subestrutura metálica, que os dentistas estavam habituados a fazer antes de assentar uma coroa, para evitar o enfraquecimento da ligação entre o metal e o revestimento. No entanto, devido à maior resistência dos cimentos modernos, este método de adaptação passiva tornou-se aceite e funciona muito bem com a maioria dos agentes de cimentação utilizados atualmente no mercado.

No entanto, devido à interface entre o metal e o revestimento de plástico, existe também uma tendência para o material do revestimento rachar ou lascar a subestrutura metálica. A natureza frágil desta interface é um dos principais aspectos negativos. Os dentistas partem frequentemente um revestimento quando assentam a coroa ou são obrigados a retirar um doente que regressa devido a uma restauração inestética falhada causada pela falha desta interface enfraquecida.

Em 1978, a forma de **coroa de celuloide** e a resina composta são utilizadas para restaurar dentes anteriores primários. As coroas de celuloide têm vantagens em produzir uma restauração estética, funcional e económica em relação às resinas compostas. Em 2006, a longevidade das coroas em resina composta colocadas em incisivos superiores primários& foi avaliada que esta modalidade de tratamento é um meio estético e satisfatório de restaurar incisivos primários cariados em crianças pequenas e a taxa de retenção é mais baixa em dentes com cárie em três ou mais superfícies, particularmente em crianças com um elevado risco de cárie (Figura 7).[7]

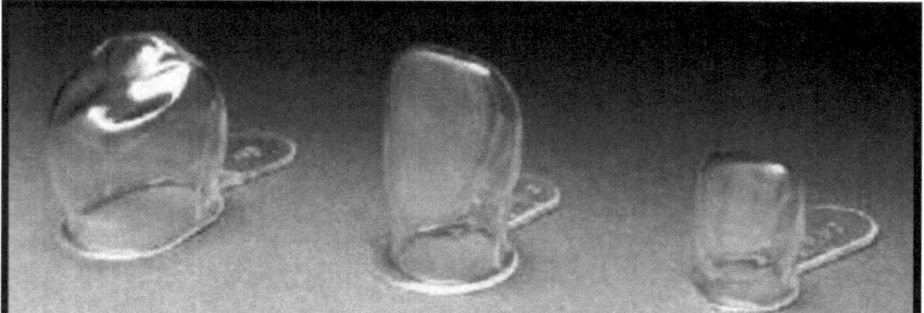
Figura7: Coroas em tira

A correspondência da cor do dente é outro grande desafio quando se utilizam as actuais coroas estéticas pediátricas. A natureza do plástico que se sobrepõe à subestrutura metálica dá-lhes a alcunha de "Chiclets". Esta é uma palavra frequentemente utilizada tanto por profissionais de medicina dentária como por pais quando descrevem o aspeto das actuais coroas disponíveis no mercado.

Avanços recentes

No decurso do dimensionamento das coroas nos dentes para garantir um ajuste correto, é frequentemente necessário esterilizar e reabastecer as coroas não utilizadas. A utilização de técnicas de esterilização a quente enfraquece o revestimento e a integridade geral da coroa. Por conseguinte, é necessário utilizar uma técnica de esterilização a frio durante 24 horas nestas coroas devido à sua interface de plástico/metal. No entanto, a utilização da técnica de esterilização a frio tende a alterar a tonalidade da face em relação à sua cor original. Devido a este facto, muitos consultórios têm de manter um recipiente de armazenamento separado para as coroas que foram esterilizadas. Como as coroas esterilizadas muitas vezes não correspondem àquelas que nunca foram experimentadas na boca, os consultórios dentários têm de armazenar um inventário maior de coroas, o que constitui uma grande desvantagem desnecessária para o dentista.

Mesmo com todos os potenciais aspectos negativos destas coroas estéticas, até à data têm sido as melhores alternativas para dentistas e pais que pretendem um sorriso mais natural para os seus filhos.

As formulações **de zircónia** têm sido utilizadas na medicina dentária de adultos há vários anos como substituto do metal para o fabrico de coifas ou estruturas de coroas. As coifas são normalmente revestidas com porcelana para construir toda a estrutura da restauração do dente e para desenvolver as caraterísticas estéticas da superfície. A zircónia também tem sido utilizada para pilares de implantes e como cilindros de implantes endósseos. A zircónia é de cor branca e extremamente resistente. A zircónia tem vindo a substituir a alumina como material de estrutura de eleição devido à sua resistência. A desvantagem da zircónia é que é de um branco muito brilhante e, por si só, não combina bem com a dentição humana (Figura 8).

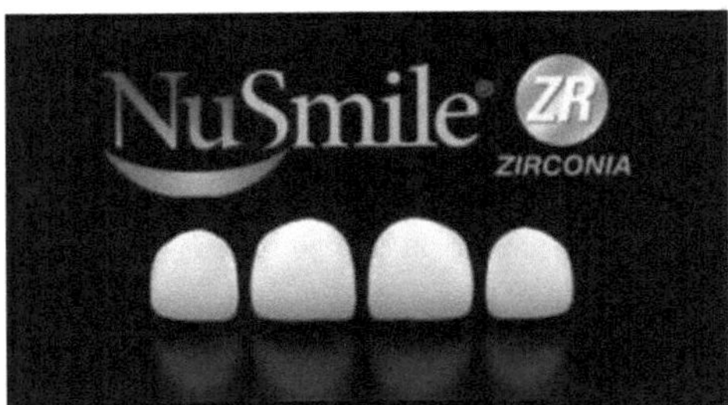

Figura8: Coroas de zircónio Nu Smile

Bem, a história da medicina dentária continua a evoluir neste preciso momento. Talvez um dia a manipulação genética ou a aplicação de alguma fórmula milagrosa elimine completamente a cárie dentária. Mas até lá, embora a dor física possa não ser tão grande como nos velhos tempos, a dor na carteira, por assim dizer, continuará a existir num futuro previsível.

CAPÍTULO 3

Discussão

COROAS EM ODONTOPEDIATRIA

A **"preservação do que é natural"** é o principal objetivo da medicina dentária diária contemporânea. A humanidade sempre foi confrontada com o problema de restaurar partes do corpo perdidas em resultado de acidentes ou doenças. A cárie dentária é uma das principais doenças da civilização moderna, além disso, o processo de cárie nas crianças é muito rápido e progride rapidamente devido às paredes finas do esmalte e à proximidade da polpa dentária. Para que a criança funcione bem, seja socialmente aceite e desenvolva uma autoimagem, e para que não tenha dores nem infecções, os dentes devem ser mantidos num estado de boa saúde. A manutenção da dentição em condições saudáveis é importante para o bem-estar da criança, bem como para uma mastigação, estética, fonética, manutenção do espaço e oclusão adequadas.[8]

A melhor prática para tratar a cárie dentária é restaurá-la com um material de restauração. No entanto, este processo pode deixar o dente estruturalmente fraco, tanto pela perda de tecido cariado como pela perda inevitável de tecido saudável necessário para aceder à cárie. O restabelecimento da forma original dos dentes com uma restauração, particularmente com envolvimento de várias superfícies, leva a um aumento da carga oclusal e, assim, aumenta a probabilidade de falha prematura da restauração. [9]

Por outro lado, as restaurações de cobertura total têm a vantagem de serem altamente resistentes, fáceis de colocar e duráveis, assemelham-se à estrutura natural do dente e têm um custo relativamente baixo.

Uma **coroa** é uma restauração extra coronal cimentada que cobre a superfície exterior da coroa clínica. Reproduz a morfologia e os contornos das porções coronais danificadas de um dente, ao mesmo tempo que desempenha a sua função. Também protege a estrutura dentária remanescente de mais danos.[10]

A coroa de aço inoxidável, que foi introduzida pela primeira vez por Engel e depois por Humphrey no ano de 1950, provou ser a restauração mais bem sucedida para grandes cavidades em dentes decíduos e dentes posteriores jovens.[11] Foram indicadas principalmente para restaurar dentes hipoplásicos, dentes com cáries extensas, dentes após pulpotomia ou pulpectomia e quando os dentes se tornam frágeis e propensos a fraturar. Para além de proporcionarem uma cobertura total dos dentes enfraquecidos pela grande remoção de substância dentária, as coroas de aço inoxidável também proporcionam proteção contra futuros ataques de cárie nesses dentes, **especialmente em crianças com "alto risco de cárie" que são propensas a desenvolver** lesões **novas e secundárias**.[12]

Para as tornar esteticamente aceitáveis, foram introduzidas coroas de aço inoxidável abertas com uma janela de resina que melhorou a estética em relação às coroas de aço inoxidável tradicionais.[13]

Em 1978, a forma de **coroa de celuloide** e a resina composta são usadas para restaurar dentes anteriores primários. As coroas de celuloide têm a vantagem de produzir uma restauração estética, funcional e económica em relação às resinas compostas.

Em meados da década de 1990, as coroas de aço inoxidável revestidas foram adicionadas ao arsenal de restaurações estéticas de dentes decíduos anteriores. Estas coroas estavam disponíveis com uma variedade de materiais de revestimento, tais como resina composta ou resina termoplástica ligada à coroa de aço inoxidável.[15]

Para além destas coroas, foram recentemente introduzidas algumas coroas. Uma delas é a Pedo Jacket, **que é manuseada de forma semelhante à forma de coroa de celuloide, só que a "jaqueta" é feita de** material de copoliéster da cor do dente, que é preenchido com material de resina e deixado no dente após a polimerização, em vez de ser removido como na forma de coroa de celuloide.

A outra coroa ligada é a coroa New Millenium, que é semelhante em forma à coroa Pedo Jacket e à coroa de tira, exceto que são feitas de um material de resina composta melhorado em laboratório.[16]

As coroas Artglass contêm metacrilatos bifuncionais e novos metacrilatos multifuncionais que formam um polímero tridimensional reticulado. Possui menor quantidade de material de enchimento constituído por microvidro e sílica, o que proporciona uma maior durabilidade e estética.[13]

Uma **coroa** é uma restauração extra coronal cimentada que cobre a superfície exterior da corca clínica. Reproduz a morfologia e os contornos das porções coronais danificadas de um dente, desempenhando simultaneamente a sua função.

Requisitos ideais

1. Deve funcionar como uma cobertura protetora para dentes muito cariados ou fracturados. Deve maximizar a resistência e simular a aparência dos dentes naturais.
2. A coroa deve restaurar as funções do dente. Deve ajudar a manter o comprimento adequado da arcada.
3. Deve ser fixado adesivamente ao dente preparado com o cimento que sera biocompatível com o tecido pulpar.
4. Deve ser colocada numa única consulta de tratamento sem necessidade de fabrico laboratorial

da coroa.

5. As coroas devem ser mais económicas do que as amálgamas multi-superficiais para os dentes decíduos. Devem ser económicas.

Objectivos[17]

1. Para obter uma restauração biologicamente compatível e clinicamente aceitável.
2. Conservar a forma e a função e, sempre que possível, manter a vitalidade do dente.
3. Para criar uma restauração que não necessite de tratamento clínico adicional antes da esfoliação natural.
4. Não deve causar desconforto durante e após a colocação.
5. Não deve causar patologia periodontal devido a contornos coronais ou ajustes marginais.
6. Deve restabelecer a dimensão mesio-distal e coronal normal para manter o comprimento correto da arcada e as relações espaciais.
7. Deve estabelecer contactos oclusais adequados.
8. Deve exigir menos tempo de cadeira para a sua colocação.

Classificação das coroas em Odontopediatria[18]

As coroas utilizadas em odontopediatria são as seguintes

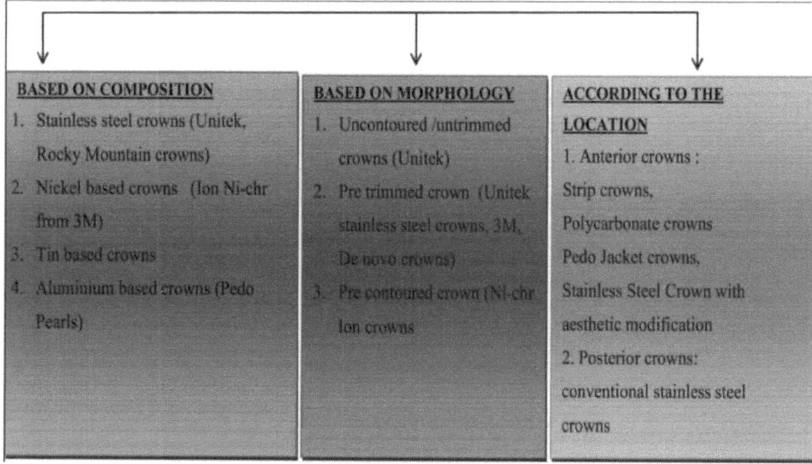

Fluxograma 1: Classificação das coroas em Odontopediatria

COROAS EM AÇO INOXIDÁVEL

A alarmante taxa de insucesso de restaurações extensas de classe II em molares primários e de classe III em dentes anteriores primários levou os investigadores a descobrir as coroas de aço inoxidável. A reabilitação da estrutura dentária grosseiramente perdida em dentes permanentes primários/jovens tornou-se uma ajuda viável para os dentistas pediátricos. As coroas de policarbonato e de aço inoxidável são um dos avanços mais recentes.

A primeira coroa foi introduzida como "coroa de aço cromado" por Humphrey em 1950, o que provou ser uma bênção para a prática clínica pediátrica dentária. Atualmente, é comummente designada por coroa de aço inoxidável. A coroa de aço inoxidável tornou-se um fator importante na restauração da lesão cariosa extensa, mantendo a integridade da arcada para os dentes permanentes.

As coroas de aço inoxidável podem ser definidas como formas de coroas pré-fabricadas que são adaptadas a cada dente e cimentadas com um agente de cimentação biocompatível. As caraterísticas anatómicas distintivas dos dentes decíduos, o tempo de vida dos dentes decíduos na cavidade oral, a curta capacidade de atenção da criança, a duração prolongada e o intrincado planeamento do tratamento envolvido na preparação de restaurações Willets inlay/coroas fundidas favorecem as coroas de aço inoxidável como uma alternativa em odontopediatria.

Classificação da coroa de aço inoxidável

Estas são coroas variáveis de aço inoxidável disponíveis em dentisteria pediátrica que foram classificadas [19] de acordo com :

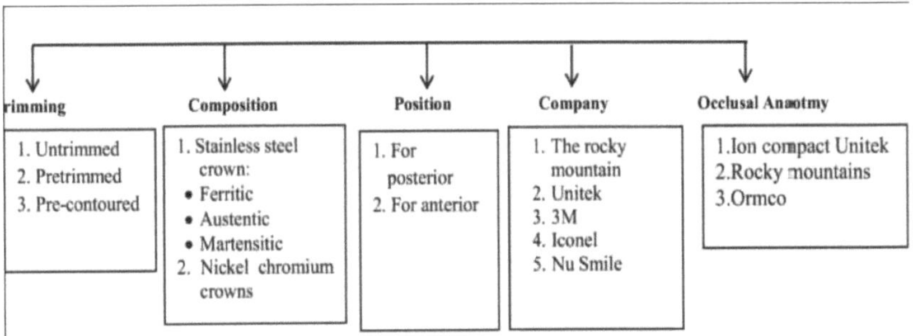

Fluxograma 2: Classificação do aço inoxidável

1) **De acordo com o corte (Figura 9)**

   a) **Coroas não aparadas**

   Estas coroas não são aparadas nem contornadas. Requerem muita adaptação e, por isso, consomem muito tempo. Exemplo: Montanha rochosa

   b) **Coroas pré-aparadas**

   As coroas pré-cortadas têm lados rectos e não contornados, mas são festooned para seguir uma linha paralela à crista gengival. Continuam a necessitar de contorno e de algum recorte.

Exemplos de coroas pré-aparadas são Unitek, 3M Co., St. Paul, MN.

c) Coroas pré-contornadas

As coroas pré-contornadas são festonadas e também são pré-contornadas, embora possa ser necessária uma quantidade mínima de festonagem e de corte.

Exemplos de coroas pré-contornadas incluem Ni-Chromium

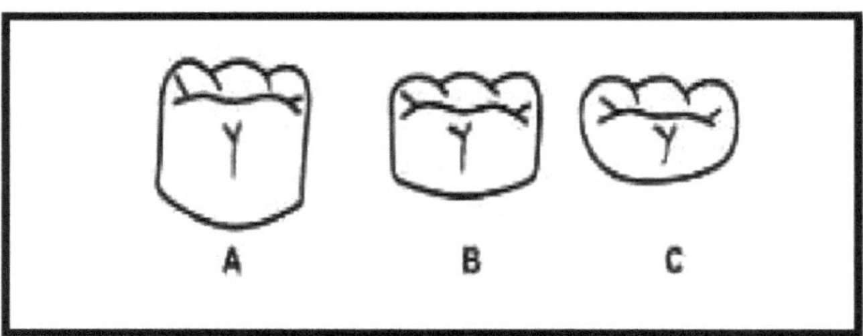

Figura9: Coroas pré-contornadas - A. Não aparadas, B. Pré aparadas, C. Pré-contornadas

2. De acordo com a composição

i. Coroas em aço inoxidável

Existem três tipos de aço: ferrítico, martensítico e austenítico.

I. Ferríticos: **Contêm menos de 0,10% de carbono e são magnéticos. O facto de não poderem ser** endurecidos através de tratamento térmico e **de não soldarem com um elevado nível de qualidade limita** um pouco **a utilização destes metais,** sendo limitada no fabrico de coroas de aço inoxidável.

II. Martensítico: Este tipo de aço partilha algumas caraterísticas com o ferrítico, mas apresenta níveis mais elevados de carbono, até 1%. Isto significa que podem ser temperados e endurecidos e, por conseguinte, são muito úteis em situações em que a resistência do aço é mais importante do que a sua resistência à corrosão.

III. A estrutura austenítica da série AISI300 (American Iron & Steel Institute). Este tipo de aço é mais frequentemente utilizado no fabrico de coroas de aço inoxidável. Neste caso, o níquel e o crómio são adicionados ao composto ferro-carbono.

<u>Composição</u>

Ferro: 67% - aumenta a resistência

Crómio: 17-19% - protege contra a corrosão

Níquel:10-13%- aumenta a resistência

Elementos menores: 4%- actua como um enchimento

Os tipos austeníticos oferecem a melhor resistência à corrosão de todos os inoxidáveis, particularmente quando foram recozidos para dissolver os carbonetos de crómio e, em seguida, rapidamente temperados para reter o carbono em solução.

ii. Coroas de níquel-crómio

As caraterísticas metalúrgicas da liga de níquel-crómio permitem que estas coroas sejam endurecidas por tensão durante o fabrico. Uma maior dureza torna a coroa mais difícil de contornar e adaptar ao dente preparado.

Composição

Níquel: 76%

Crómio: 15%

Ferro: 8%

Carbono: 0,08%

Manganês: 0,35%

Silício: 0.2%

3. De acordo com a posição

a) **Coroas para dentes posteriores**: As coroas de aço cromado provaram ser restaurações úteis para crianças e adolescentes, vulgarmente designadas por coroas de aço inoxidável.

Por exemplo, coroas de aço inoxidável da Unitek, 3M Co.

b) **Coroas para dentes anteriores**: No mundo moderno civilizado e cosmeticamente consciente, os dentes bem contornados e bem alinhados definem o padrão de beleza. Como as coroas de aço inoxidável são inestéticas, a utilização de coroas coloridas para dentes anteriores de cobertura total é uma opção viável. Por exemplo, coroas NuSmile, tecnologias ortodônticas dos E.U.A.

4. Segundo a empresa

a) **As Montanhas Rochosas**: Não é pré-festonada e necessita de ser aparada nas margens gengivais. A mesa oclusal é pequena a nível bucolingual, pelo que não é estável e desloca-se facilmente.

b) **Unitek**: É uma variante das empresas Rocky Mountain e Ormco. Tem uma mesa oclusal mais larga a nível bucolingual e é mais estável.

c) **3M**: É uma coroa à base de níquel, a altura é semelhante à coroa pré-aparada e é précontornada, tornando-a arredondada. Fácil de colocar e requer uma quantidade mínima de engaste, corte e contorno adicionais.

d) Iconel

e) NuSmile

5. De acordo com a anatomia oclusal

Uma coroa só será funcionalmente bem sucedida se reproduzir com exatidão a anatomia oclusal do dente natural, pelo que as coroas disponíveis comercialmente de acordo com a anatomia oclusal são:

a) **Ion**: tem uma anatomia oclusal compacta

b) **Unitek**: tem a melhor anatomia oclusal

c) **Montanhas rochosas**: oclusivamente pequenas

d) **Ormco**: mais pequeno e menos esculpido oclusalmente

Indicações

1. Cáries extensas

a) Dentes decíduos com cáries em 3 ou mais superfícies ou onde as cáries se estendem para além dos ângulos da linha anatómica, por exemplo, cáries na superfície mesial do primeiro molar maxilar e mandibular (Figura 10). A proximidade da polpa no lado mesial torna a colocação de uma amálgama aceitável [20]

restauração difícil.[20]

b) Incisivos primários com lesões de classe 4 que ocorrem mesialmente e distalmente, juntamente com uma lesão de classe 5 no mesmo dente, ou seja, os dentes anteriores primários que estão extensamente cariados devido à síndrome do biberão.

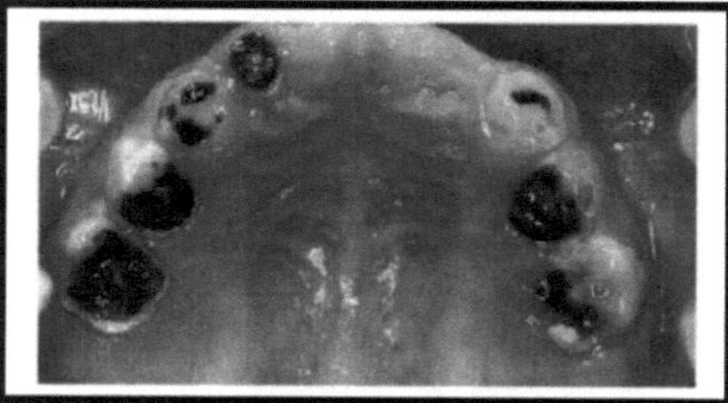

Figura 10: Cáries envolvendo uma ou três superfícies com indicação para coroas de aço inoxidável

2. Após a terapia pulpar: O dente torna-se frágil e enfraquecido após a terapia pulpar, levando à fratura, especialmente na direção mesiodistal, pelo que deve ser utilizada por rotina uma coroa de aço inoxidável após a terapia pulpar (Figura 11).

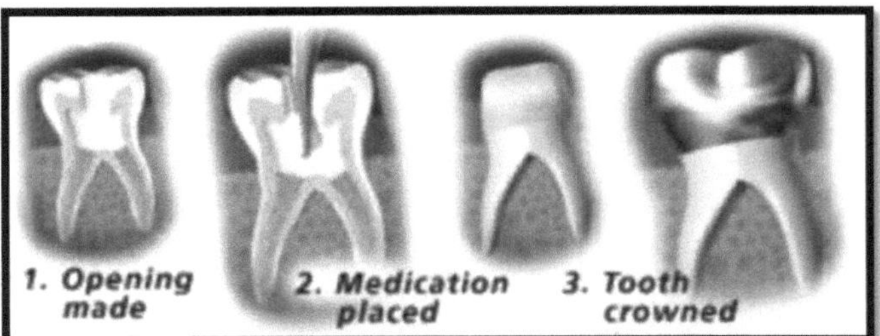

Figura 11: Colocação de coroa após terapia pulpar

3. **Defeitos de desenvolvimento:** Na amelogénese imperfeita, na dentinogénese imperfeita ou na hipolplasia do esmalte, o esmalte é lascado ou desgastado (Figura 12), expondo a dentina subjacente, o que também pode levar à redução da altura vertical do dente.[21] A coroa fundida é evitada, considerando a morfologia pulpar e a altura reduzida do dente. Assim, para evitar desarmonia oclusal, a coroa de aço inoxidável deve ser colocada bilateralmente.

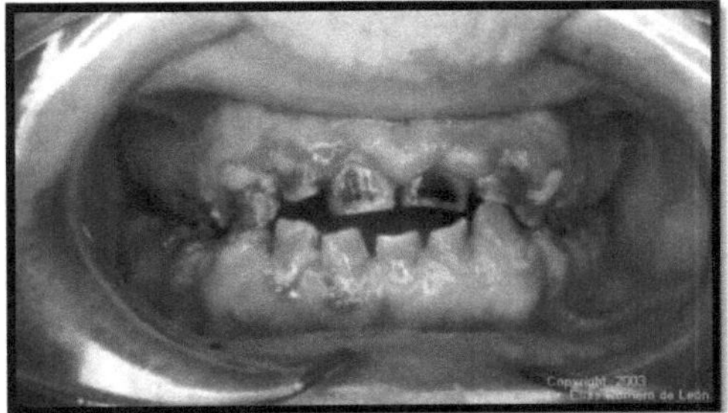

Figura 12: Dentes com defeitos de desenvolvimento indicados para restauração em aço inoxidáve.

4. **Bruxismo:** Os dentes podem estar tão desgastados que são necessárias coroas de aço inoxidável para restaurar a dimensão vertical interarcos e evitar a exposição pulpar traumática. Na fase de dentição mista, a coroa de aço inoxidável adaptada aos molares primários ajudará a evitar o desgaste indevido dos primeiros molares permanentes.

5. **Incisivos fracturados:** As coroas de aço inoxidável podem ser utilizadas como material de restauração provisório, o que permite manter um penso sedativo sobre a dentina exposta.

6. **Como pilar:** A coroa de aço inoxidável pode ser utilizada para restaurar cs dentes para serem utilizados como pilar, como no caso de um mantenedor de espaço de coroa e alça, reabilitação protética, etc.[22] (Figura 13).

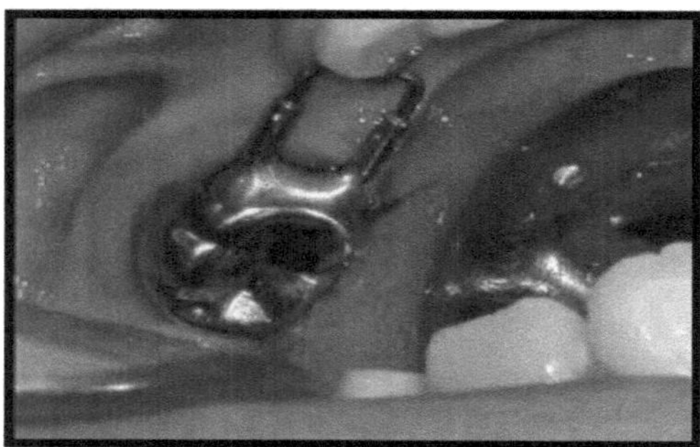
Figura 13: Mantenedor do espaço da coroa e da ansa

7. **Como restauração preventiva:** Se o paciente tiver uma elevada suscetibilidade à cárie, manifestada por numerosas lesões cariosas grosseiras ou por cárie galopante, e numa criança deficiente cuja falta de higiene oral possa encorajar mais cáries. Por exemplo, o desenvolvimento de uma lesão de classe 5 é sinal de má higiene oral e de uma dieta cariogénica. Quando isto ocorre numa criança em idade pré-escolar que também tem uma lesão de classe 2 no mesmo dente, a coroa de aço inoxidável está indicada, particularmente no primeiro molar primário

8. **Mordida cruzada de um só dente:** No caso de um incisivo inferior ter sido previamente deslocado labialmente, pode ser utilizada uma coroa de aço inoxidável invertida ou uma inclinação metálica com banda no incisivo bloqueado com um plano guia num ângulo de 45 graus em relação ao plano de oclusão. Com a utilização de uma coroa de aço inoxidável, a correção ocorre em 1-2 semanas.

9. **Para substituir dentes anteriores perdidos prematuramente:** podem ser utilizadas coroas duplas de aço inoxidável nos dentes pilares para substituir os dentes anteriores maxilares perdidos.

10. **Outros:** Como aparelho para quebrar hábitos, no tratamento de cáries recorrentes à volta de restaurações existentes e como pilar de uma prótese.[23]

Contra-indicações

1. Como uma restauração permanente numa dentição permanente.
2. Dentes decíduos que apresentam reabsorção de mais de 1/2 do comprimento da raiz.
3. Se um doente for alérgico ao níquel, as coroas de aço inoxidável não são indicadas, uma vez que contêm níquel entre 9-13%.[24]
4. Espera-se que os dentes esfoliem num curto espaço de tempo.
5. Dentes móveis.

Factores a ter em conta antes de dar uma coroa de aço inoxidável

(a) Factores de risco de cárie

Uma consideração muito importante para a decisão do tratamento para a dentição decídua e mista é o futuro potencial de cárie da criança.[11] Os indicadores de risco de cárie para a criança de alto risco incluem: **dmfs superior à idade da criança, o desenvolvimento de** duas ou mais lesões num ano, numerosas lesões de manchas brancas, títulos elevados de streptococcus mutans, baixo estatuto socioeconómico, pais/cuidadores/irmãos com elevadas taxas de cárie, aparelho ortodôntico na boca e uma história de elevada frequência de consumo de açúcar.[25]
Numerosos estudos relataram uma relação direta entre a cárie anterior do maxilar primário e o desenvolvimento subsequente de cárie proximal nos molares primários.

Greenwell e outros relataram que 57% das crianças com lesões molar-proximais na dentição decídua desenvolveram lesões nas superfícies molar-proximais adicionais nos dentes decíduos na dentição mista. Os factores sócio-demográficos, como a educação e o rendimento, também são importantes. As crianças pobres, rurais, pertencentes a uma minoria e que não têm um bom acesso aos cuidados de saúde correm um maior risco de cárie.

Tinanoff e Douglass concluíram que, nestes casos de alto risco, um tratamento mais agressivo dos dentes decíduos com restaurações de coroas de aço inoxidável é melhor ao longo do tempo do que as restaurações multi-superfície.

(b) Idade no momento do tratamento

Se o sucessor permanente estiver a irromper, não são necessárias coroas de aço inoxidável. Outra razão para a utilização da coroa de aço inoxidável é quando o profissional sabe que o paciente não é suscetível de manter as consultas de revisão, as decisões de tratamento e/ou restauração devem ser ajustadas em conformidade. Uma criança com estas caraterísticas está definitivamente em maior risco de sequelas devido à progressão da cárie, restaurações falhadas e cáries novas/recorrentes. Por conseguinte, a coroa de aço inoxidável oferece a opção de restauração mais duradoura.[11]

(c) Longevidade da restauração

Os dentes decíduos são dentições temporárias com esperança de vida conhecida. Ao fazer corresponder a restauração "correta" ao tempo de vida esperado do dente, o dentista pode conseguir fornecer uma restauração "permanente" que nunca terá de ser substituída.

A resistência do próprio dente decíduo, mais do que o tamanho da lesão a ser restaurada, é muitas vezes o principal fator limitante na escolha de uma restauração bem sucedida. A remoção de lesões cariosas, mesmo que pequenas, muitas vezes compromete a integridade estrutural dos dentes anteriores e dos primeiros molares decíduos. Nos molares primários, a área de contacto é ampla, sendo necessária uma caixa truncada relativamente grande para colocar as margens de uma amálgama ou de um compósito em áreas de auto-limpeza. Particularmente no primeiro molar primário, resulta no facto de as paredes de retenção vestibulares e linguais se tornarem finas e fracas com pouco [25] dentina de suporte restante.

Os estudos que avaliam a durabilidade e o tempo de vida das coroas de aço inoxidável e das restaurações de amálgama de classe II demonstram a superioridade das coroas em ambos os parâmetros. Randall efectuou uma revisão da literatura de estudos que compararam coroas de aço inoxidável com restaurações de amálgama em dentes decíduos. O tempo de acompanhamento variou entre 2 anos e 10 anos, com uma média de 5 anos. A taxa de insucesso das amálgamas de classe II variou de 2 a 7 vezes a das coroas de aço inoxidável, sendo a taxa de insucesso das restaurações de amálgama, em média, 4 vezes superior à das restaurações de aço inoxidável. Assim, concluiu-se que as coroas de aço inoxidável são superiores às restaurações de amálgama de classe II para cavidades multi-superficiais em molares primários.

(d) Custo-eficácia

Um argumento poderoso para a utilização da restauração com coroa de aço inoxidável é a sua relação custo-eficácia baseada na sua durabilidade e longevidade. Randall identificou três investigações que relataram o custo-benefício da coroa de aço inoxidável em comparação com a amálgama. Randall estimou que os custos de substituição para o grupo da amálgama seriam aproximadamente 2,4 vezes mais caros do que para o grupo do aço inoxidável. O autor identificou e discutiu dois pontos importantes ao estimar a relação custo-benefício das duas restaurações. Primeiro, foi determinado o custo utilizado para calcular o tratamento para as falhas. Partiu-se do princípio de que a coroa de aço inoxidável com falha seria substituída por uma nova coroa de aço inoxidável, quando em muitos casos a solução seria re-cimentar a coroa original (um procedimento muito menos dispendioso). A necessidade de re-cimentação foi identificada como a falha mais frequente das coroas de aço inoxidável. O cálculo dos custos das amálgamas de classe II que falharam, a necessidade de substituição da amálgama de classe II, quando em muitos casos a substituição seria provavelmente uma coroa de aço inoxidável (um procedimento mais dispendioso) porque as causas mais frequentes de falha da amálgama de classe II são identificadas como cáries recorrentes.

Em segundo lugar, o tempo necessário para o médico efetuar o retratamento e o tempo do doente ou dos pais para as visitas de retorno. Estes dois factores revelaram uma melhor relação custo-eficácia da coroa de aço inoxidável em comparação com a amálgama, devido à diminuição da taxa de insucesso e à maior longevidade da coroa de aço inoxidável.

Outro fator de custo é o ambiente em que **os cuidados** dentários **são prestados. A incapacidade do jovem paciente para cooperar**, combinada com a quantidade de tratamento a efetuar, dita que muitas crianças sejam colocadas sob anestesia geral todos os anos, a fim de proporcionar um tratamento dentário seguro e de qualidade. A frequência com que essas crianças têm de ser novamente expostas à anestesia geral e aos custos e riscos que lhe estão associados está diretamente relacionada com o desenvolvimento de novas cáries e/ou com a necessidade de retirar restaurações que não funcionam.

Assim, o risco de cárie da criança, a idade na altura do tratamento, a longevidade da restauração individual, todos têm impacto no custo e na eficácia do resultado do tratamento dos materiais escolhidos para restaurar a dentição primária.

Factores a considerar na avaliação pré-operatória[24]

(a) Idade dentária do paciente

A idade dentária é definida como a medida do desenvolvimento dentário com base no número de dentes permanentes. Isto é feito para registar o desenvolvimento da raiz do dente sucessor. Quando se espera que um dente primário permaneça na cavidade oral durante um período de 2 anos ou mais, pode ser colocada uma coroa de aço inoxidável.

(b) Cooperação do doente

O doente pode não cooperar, quer seja devido à idade (ou seja, <3 anos) ou devido a um comportamento negativo. Se a criança for teimosa e não quiser cooperar, primeiro é necessário incutir-lhe um comportamento positivo. Se a criança não for capaz de cooperar devido à idade (ou seja, <3 anos), pode ter de ser considerada uma AG na cadeira. Neste caso, uma vez que é difícil verificar a oclusão correta, é sempre melhor manter a coroa de aço inoxidável ao nível ou ligeiramente abaixo do nível do dente adjacente, para que a criança não tenha uma oclusão perturbada devido a um contacto prematuro.

(c) Estado clinicamente comprometido

Por exemplo, em crianças com problemas cardíacos, é necessário efetuar uma profilaxia, uma vez que se procede a um procedimento subgengival de redução dentária ou, em caso de mau estado geral da criança, é necessário ter em conta a AG na cadeira.

Equipamentos: utilizados para a adaptação do SSC são resumidos no quadro 1

a) Brocas e pedras (Figura 14):
Broca de forma redonda - para remoção de cáries
Broca de diamante em forma de chama - para redução oclusal
Broca diamantada longa e fina - para redução proximal, vestibular e lingual
Roda de borracha ou ponta/pedra verde - para acabamento e polimento
b) Alicates e instrumentos (Figura 15):
Johnson No 114 - para contorno geral na região oclusal e média
N.o 417 Alicate de cravar - para produzir uma curvatura acentuada na região cervical
N.º 112 (Dentarum)- para produzir convexidade e áreas de contacto
N.º 137 Gordon - para contorno e modelação gerais
c) Armamentário diverso
Escalador ou qualquer instrumento afiado
Tesouras para coroas e pontes
Empurrador de coroa
Assento e removedor da coroa
Papel articulado
Folha de cera
Lápis de marcação para vidro
Fio dentário
Kit de amortecedor de borracha

Tabela 1: Equipamentos utilizados para a preparação de coroas de aço inoxidável

A coroa de aço inoxidável é diferente da coroa de ouro fundido ou da coroa fabricada pelo facto de a coroa de aço inoxidável não ser um ajuste de precisão. Com a utilização de um alicate, a coroa de aço inoxidável adapta-se aos cortes inferiores que ocorrem naturalmente.

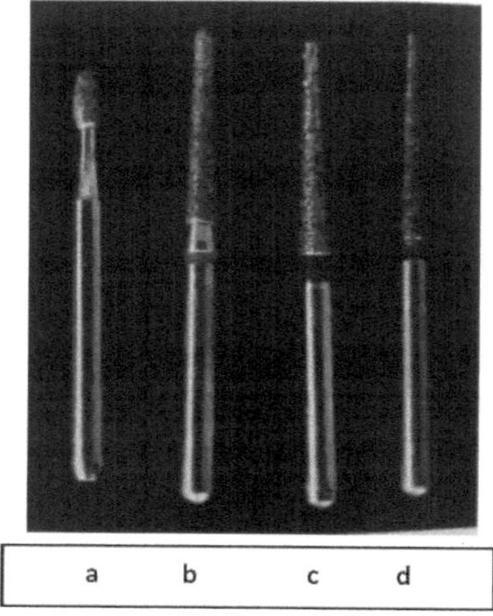

Figura14: Brocas: a- broca em forma de chama, b- broca cónica de extremidade redonda, c- broca cónica de extremidade plana, d- broca cónica longa e fina

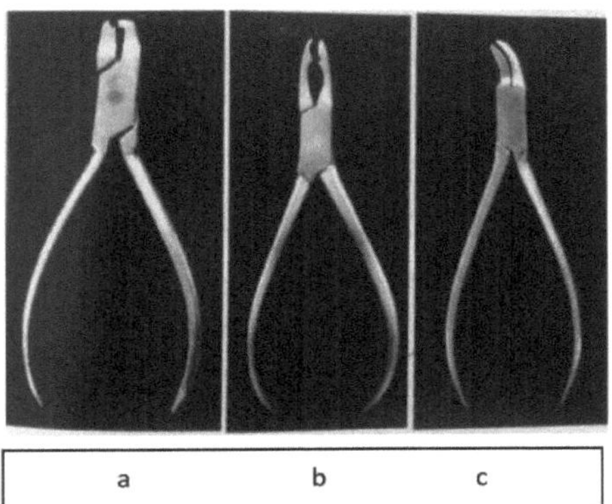

Figura 15: Alicates: a- Alicate de cravar, b- Alicate de bolas e soquetes Johnson, c- Alicate de Gordon

Etapas clínicas

1. Avaliação oclusal pré-operatória
2. Seleção da coroa
3. Administração de Los Angeles
4. Aplicação do dique de borracha
5. Colocação de cunhas
6. Preparação dos dentes

   O Redução oclusal

   P Redução proximal

   B Redução bucal e lingual

   F Acabamento
7. Ensaio, corte e contorno da coroa
8. Acabamento da coroa
9. Cimentação
10. Instrução pós-cementação

1. Avaliação da oclusão pré-operatória

É necessário verificar a oclusão do doente e avaliar os seguintes parâmetros.

A. Um instrumento (sonda) deve ser colocado no dente a ser operado, de modo que a sonda se estenda e toque a cúspide de dois dentes adjacentes. O comprimento mesio-distal deve ser marcado com um marcador preto, o que ajuda na avaliação posterior da redução e do ajuste da coroa (Figura 16).

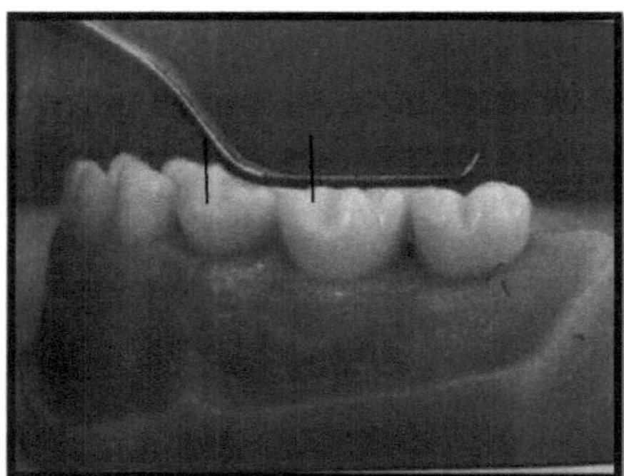

Figura 16: Avaliação oclusal pré-operatória

B. É necessário efetuar a moldagem em alginato da arcada dentária U/L do doente. O molde deve ser vertido no gesso dentário. A linha média dentária e a relação da fossa da cúspide bilateralmente têm de ser tratadas.

C. Antes de iniciar a preparação dos dentes, devemos avaliar a oclusão através de um exame visual e transferir esta relação para a folha de cera, pedindo ao paciente para a morder.

Esta avaliação pré-operatória da oclusão é importante, uma vez que todos estes factores devem ser considerados durante a preparação do dente para receber o SSC, de modo a que o dente restaurado possa voltar à sua função normal.

2. Seleção da coroa

Uma coroa corretamente selecionada deve cobrir toda a preparação do dente e oferecer resistência à remoção. As coroas com festo são superiores porque reproduzem com exatidão a morfologia do dente e requerem menos cortes e contornos. Os molares primários com cáries interproximais profundas que se estendem sub-gengivalmente podem justificar a utilização de uma coroa não recortada para abranger as margens da preparação.

Factores a considerar durante a seleção da coroa

i. **Largura mesio-distal do dente:** A largura mesio-distal pré-operatória do dente a ser coroado é medida com os calibradores e combinada com a coroa de aço inoxidável (Figura 17a &b). A coroa selecionada deve ter as dimensões corretas, uma vez que uma coroa mais pequena não permite o contorno e, por outro lado, será impossível contornar satisfatoriamente uma coroa demasiado grande. Também deve ser tido em conta que uma coroa demasiado contornada ou demasiado grande num 2nd molar decíduo pode impedir a erupção normal do 1st molar permanente.

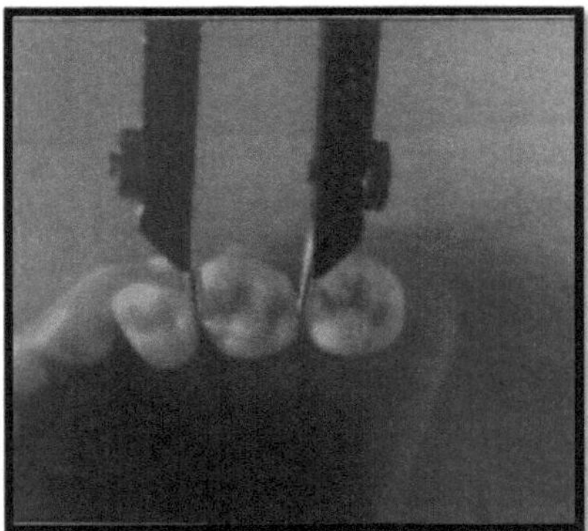

Figura 17a: A largura mesio-distal do dente é medida primeiro com um divisor.

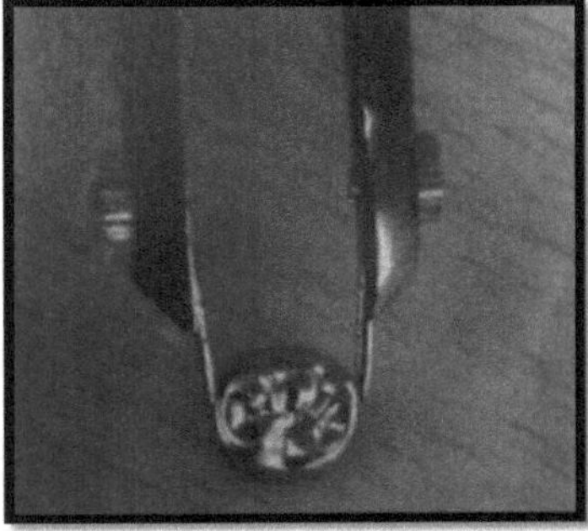

Figura 17b: A medição é comparada com a largura mesio-distal da coroa.

Figura 17: Largura mesio-distal do dente

ii.Anatomia oclusal: Uma anatomia oclusal excessiva pode apresentar problemas. Fissuras oclusais profundas e cúspides altas significam que é necessária uma maior redução da superfície oclusal para evitar problemas quando a coroa é colocada. Estas coroas, sem uma redução adequada, podem não atingir o nível gengival correto e abanar.

iii. Altura da coroa: A altura da coroa deve ser igual à do dente não cortado, com a margem cervical não superior a 1 mm, abaixo e paralela à margem gengival.

iv. Espaço primata: A avaliação pré-operatória da presença ou ausência do espaço do primata deve ser efectuada quando o 1ˢᵗ molar decíduo é coroado. A interferência deste espaço pode impedir o deslocamento mesial precoce do 1ˢᵗ molar permanente.

v.Margem gengival: A forma e o contorno da margem gengival diferem do 1ˢᵗ para o 2ⁿᵈ molar, bem como da vestibular para a lingual e do aspeto proximal. Três formas de contorno da margem gengival foram descritas como **"SMILE", "STRECHED S"** e **"FROWN".**

a) **"SMILE": O contorno da gengiva vestibular e lingual dos 2 molares primários maxilares** e mandibulares[nd] **assemelha-se a um "SMILE" (Figura 18).**

b) **"STRECHED S": Devido à** protuberância cervical distobucal, a margem cervical desce na face vestibular do 1st molar decíduo à medida que continua de distal para mesial dando a configuração **de "S"** (Figura 18) que foi esticado num dos lados. Este tipo de contorno gengival é visto na face vestibular do 1st molar decíduo mandibular.

c) **"FROWN": Devido à curta** altura cérvico-oclusal no ponto médio do aspeto proximal, a gengiva desce em ambos os lados deste ponto médio, dando origem a uma linha franzida. Este tipo de contorno gengival é observado na face proximal dos molares primários maxilares e mandibulares. Para obter retenção, a coroa deve assentar subgengivalmente a uma profundidade de cerca de 1 mm.

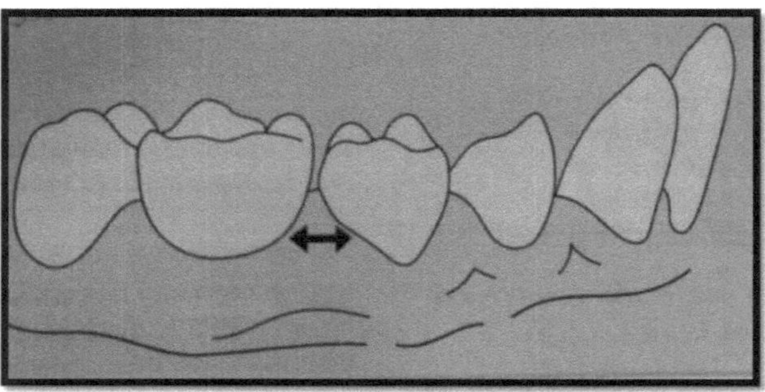

Figura 18: Os tecidos gengivais marginais vestibulares do segundo molar decíduo parecem "sorrir" e o primeiro decíduo está "esticado em S".

3. Administração de Los Angeles

Administrar anestesia local adequada, assegurando que todos os tecidos moles que rodeiam o dente a ser coroado estão bem anestesiados. Uma vez que os tecidos gengivais em redor podem ser manipulados durante a colocação da coroa, é importante obter anestesia lingual ou palatina, bem como bucal ou facial.

4. Aplicação do dique de borracha

É recomendada a utilização de um dique de borracha durante a preparação do dente para uma coroa de aço inoxidável, com os seguintes objectivos

    a) Para garantir um isolamento correto.

    b) Para proteger os tecidos circundantes.

    c) Para melhorar a visibilidade e a eficácia.

    d) Para gerir melhor o comportamento.

    e) Para evitar a ingestão da coroa de aço inoxidável durante a preparação.

Durante a preparação do dente, há incidentes de corte do dique com as brocas rotativas durante o corte interproximal. Para evitar esta situação, é aconselhável fazer um grande orifício e colocá-lo sobre o dente mais posterior ao dente que vai receber a coroa de aço inoxidável e, em seguida, esticar o dique para a frente até à área do canino.

5. Colocação de cunhas

As cunhas colocam o espaço interproximal que actua como separador dos dentes e também protege os tecidos moles subjacentes.

6. Preparação dos dentes

a) Redução oclusal

Utiliza-se uma broca redonda grande, uma broca em forma de chama ou uma broca de fissura cónica para reduzir a superfície oclusal. Efetuar cortes em profundidade, cortando os sulcos oclusais a uma profundidade de 1 a 1,5 mm. De seguida, faz-se uma redução oclusal de 1,5 a 2 mm seguindo o contorno das cúspides e mantendo o contorno original das cúspides para estabelecer uma folga oclusal suficiente. Estes sulcos servem de orientação para a redução dentária. Foi recomendado que a superfície oclusal fosse reduzida pelo menos 1 mm e Kennedy disse que é necessária uma redução de 1,5 a 2 mm na superfície oclusal. De acordo com Troutman (1976), a redução oclusal deve ser efectuada primeiro, seguida da proximal. Mas Kennedy sugere que a redução proximal deve ser seguida da redução oclusal (Figura 19).

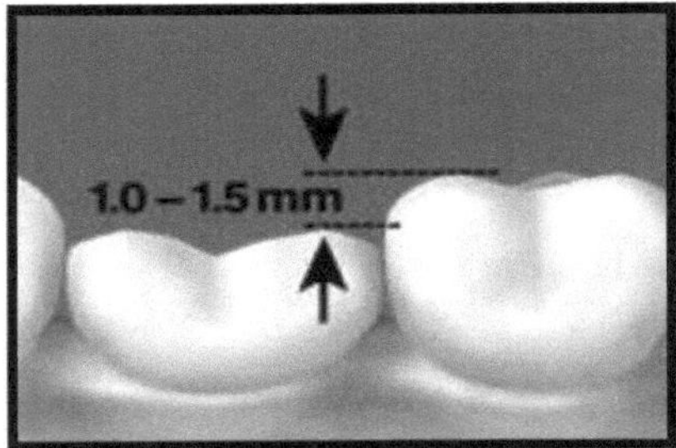

Figura19: Preparação do dente para receber a coroa de aço inoxidável
1 a 1,5 mm de redução oclusal

b) Redução Proximal

A broca de fissura cónica é movida vestibularmente através da superfície proximal, começando na crista marginal e num ângulo ligeiramente convergente com a superfície oclusal (Figura 20). A profundidade da incisão deve ser suficiente para quebrar o contacto com o dente adjacente e desenvolver uma linha de acabamento abaixo de qualquer cárie existente na gengiva, suficientemente longe para evitar o desenvolvimento de uma saliência. De acordo com Kennedy, deve ser efectuada uma redução proximal de 0,5 a 1 mm. Isto deve-se ao facto de a espessura da SSC ser menor na região proximal quando comparada com a superfície oclusal.

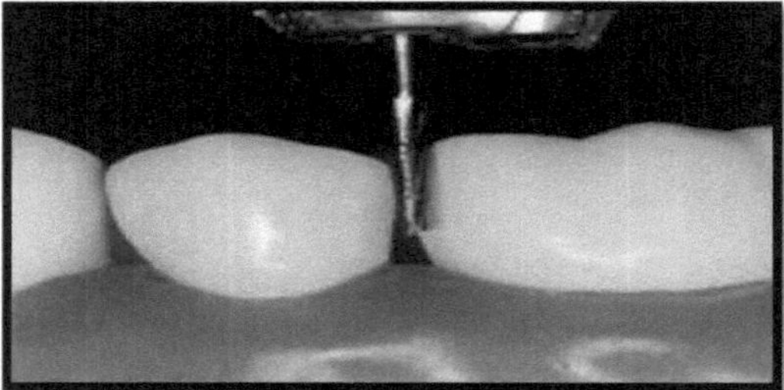

Figura 20: Redução proximal

c) Redução buco-lingual

A razão para manter a estrutura dentária protuberante é contribuir para a retenção da coroa. Quando é necessária uma redução, a broca é levada mesio-distalmente através da superfície do dente, terminando gengivalmente num bordo de pena. A redução vestibular e lingual deve ser efectuada minimamente para evitar a perda do contorno natural do dente.

A língua é muito crítica para qualquer coisa extra perto dela, mesmo um pequeno pedaço de comida no aspeto lingual irá incomodar a língua e continuará a tocar-lhe até ser deslocado. Assim, mesmo que se coloque uma estrutura de coroa bem acabada com 0,05 mm de espessura no aspeto lingual sem corte, a língua vai perceber que é um extra e vai, portanto, agir para o deslocar. Por conseguinte, é necessário reduzir 0,05 mm da superfície vestibular e lingual também.

d) Acabamento

Devem ser preservados os cortes inferiores vestibulares e linguais e arredondados todos os ângulos de linha. As superfícies ocluso-bucal e ocluso-lingual são biseladas movendo a broca a 30 a 45 graus em relação à preparação oclusal. Os rebaixos naturais nas superfícies vestibular e lingual são efectuados para ajudar na retenção da coroa. Não devem ser visíveis saliências nas faces mesial e distal ou nas faces vestibular e lingual, porque isso impediria a colocação da coroa.

7. Adaptação da coroa

Os dois princípios relacionados com a coroa de aço inoxidável são o comprimento da coroa e as formas das margens da coroa, que se baseiam na compreensão da morfologia do dente e dos contornos do tecido gengival e foram apresentados por Spedding (1984). A coroa deve ter o comprimento correto e as suas margens devem adaptar-se perfeitamente ao dente. Isto pode ser conseguido quando a coroa está corretamente assente no dente preparado, com a sua superfície oclusal no plano oclusal e as suas margens colocadas apicalmente às cristas gengivais marginais (Figura 21). Depois de a coroa de tamanho correto ser colocada no

dente preparado, a altura da coroa deve ser reduzida removendo cerca de 1 mm da coroa inicialmente com uma tesoura de coroa e ponte que molda as margens simultaneamente (Figura 21 a, b).

Para moldar as margens da coroa, marcar 3 pontos claros no metal nas superfícies mesio-bucal, bucal e disto-bucal e nas superfícies meiso-lingual, lingual e disto-lingual na crista da respectiva gengiva marginal sem comprimir a gengiva marginal. Estas marcas no metal correspondem ao maior diâmetro do dente. As margens finais acabadas são colocadas aproximadamente 1 mm abaixo destas marcas. As margens da coroa acabadas com a forma correta são paralelas aos contornos da gengiva marginal do dente, cerca de 1 mm para dentro da ferida gengival (Figura 21 c, d).

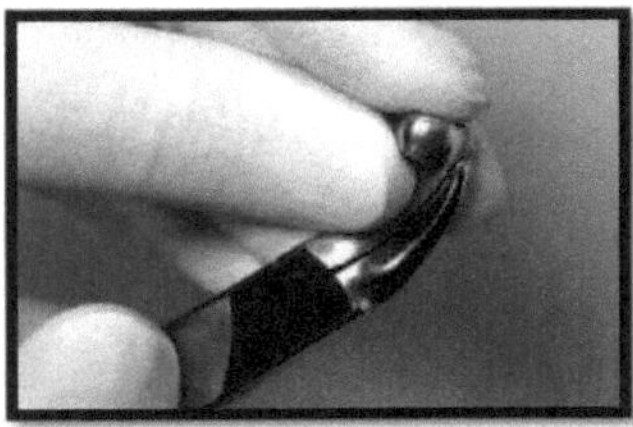

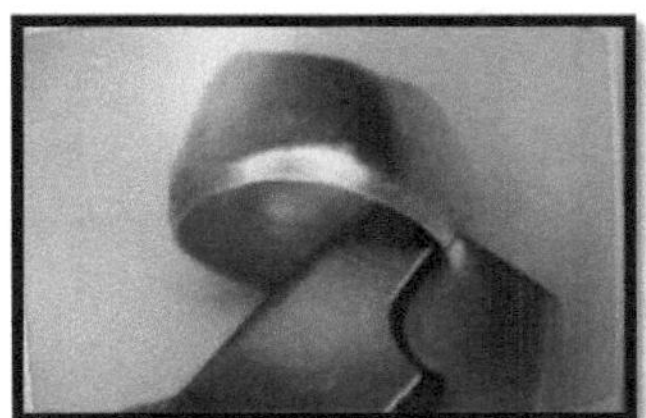

Figura 21a. Contorno da coroa

Figura 21b. Cravação da coroa

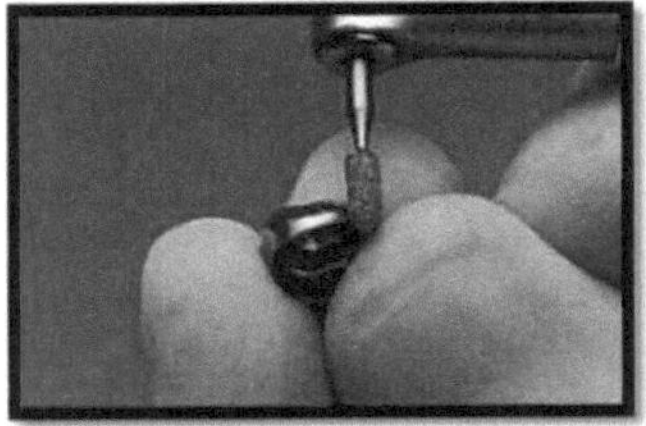

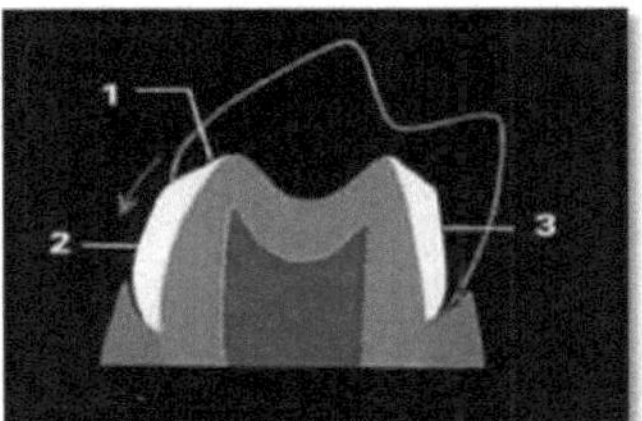

Figura 21c. Etapas da colocação da coroa
Figura 21d. Acabamento e polimento da coroa

Figura 21: Adaptação da coroa

8. Assentos

A coroa é assente no dente preparado, assentando primeiro no lado lingual e aplicando pressão na direção vestibular de modo a que a coroa deslize sobre a superfície vestibular para o sulco gengival. A resistência deve ser sentida quando a coroa desliza sobre a protuberância vestibular. Quando a coroa estiver assente, devem ser observados os seguintes pontos:[26]

A. Não deve haver branqueamento do tecido gengival.

B. Os contactos proximais adjacentes devem ser mantidos.

C. A relação oclusal deve ser restabelecida de acordo com o estado original.

D. Em caso de branqueamento gengival, é efectuado um ligeiro corte da coroa com uma tesoura ou uma pedra de amolar.

E. A coroa deve normalmente estender-se 1 mm para dentro do sulco gengival. Caso contrário, o nível da crista gengival é marcado na coroa com um instrumento afiado e a coroa é aparada 1 mm abaixo desta marca.

9. Adaptação marginal da coroa

Croll et al sugeriram que, após a seleção do tamanho adequado da forma da coroa, a adaptação marginal pode ser realizada da seguinte forma (Figura 22):

A. Contorno [7][27]

    a. O contorno é efectuado com uma grande roda abrasiva ("pedra sem calor") ou com uma roda de diamante. O objetivo é recriar as alturas das cristas marginais em relação aos dentes adjacentes e ter uma extensão marginal suficiente para sobrepor o bojo cervical da coroa. As margens da coroa de um molar primário devem aproximar-se da localização anatómica da junção cemento-esmalte, ou ser ligeiramente oclusais a esta, em toda a periferia da coroa.

    b. O contorno inicial da coroa é efectuado com um alicate 114 (alicate de bola e de encaixe) no 1/3 médio da coroa para produzir um efeito de abaulamento. Isto permite obter uma curvatura mais homogénea.

B. Crimpagem

    a. Com um alicate de cravar, o bordo da forma da coroa (0,5-1 mm) é dobrado ligeiramente para dentro à volta do terço cervical da coroa (Figura 22). Qualquer engaste gengival marcado da coroa também pode ser efectuado com um alicate Unitek 800-412. O ajuste marginal apertado ajuda na retenção mecânica da coroa, na manutenção do cimento da exposição aos fluidos orais e na manutenção da saúde gengival.[27]

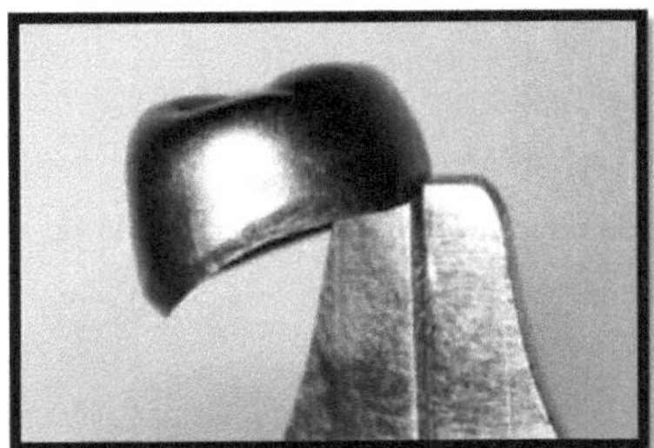

Figura 22: Cravação da coroa

Durante a prova e a cimentação, a coroa deve ser colocada por lingual e rolada em direção à superfície vestibular. Desta forma, o rebaixo máximo na superfície vestibular é mais facilmente coberto. O disco abrasivo é então aplicado nos bordos, rodando em direção às margens a partir da direção oclusal. Esta ação afina o material marginal de aço inoxidável e curva-o ligeiramente mais em direção às paredes axiais do dente.

10. Acabamento da coroa[26]

i. Utilize uma pedra verde grande para fazer um acabamento de ponta de faca de forma a que as rebarbas e aparas sejam rodadas para o interior da coroa inoxidável. Esta técnica deve ajudar na retenção.

ii. Alisar e polir as margens com uma roda de borracha.

iii. Polir toda a coroa com uma escova de arame. Pode utilizar-se Rouge, badejo ou um material de polimento fino para dar um brilho fino.

iv. Retirar o dique de borracha se a coroa tiver de ser cimentada sem o dique.

v. Experimentar a coroa e verificar a oclusão. Avaliar a arcada oposta para verificar se a cúspide& interdigitação oclusal.

vi. Verificar os contactos mesial e distal. Se necessitarem de expansão, utilize o alicate n.º 112.

Verificação da adaptação final da Coroa

A coroa deve encaixar no sítio e não pode ser removida com a pressão dos dedos. A coroa deve encaixar tão firmemente que não haja qualquer oscilação no dente. Forças moderadas de deslocação oclusal nas margens não deslocam a coroa. A coroa corretamente assente deve corresponder à altura da crista marginal do dente adjacente e não é rodada no dente. A coroa deve estar em oclusão correta e não deve interferir com a erupção do dente. Não devem existir pontos altos quando verificados com um papel de articulação. A margem da coroa deve estender-se cerca de 1 mm da gengiva até à crista gengival. Não deve existir qualquer abertura entre a coroa e o dente nas margens cervicais. As margens das coroas devem estar bem adaptadas ao dente e não devem causar irritação gengival.

11. Cimentação da coroa

Existem várias opções na escolha de um meio de cimentação. Existem vários factores que influenciam a decisão sobre a escolha do cimento utilizado, o mais importante dos quais é o estado da polpa. As coroas metálicas pré-formadas necessitam de misturas generosas de cimento para preencher adequadamente o espaço da coroa até ao assentamento. Atualmente, estão disponíveis os seguintes cimentos.

a) Cimento de fosfato de zinco

O cimento de fosfato de zinco é formado pela mistura de óxido de zinco com ácido fosfórico. É o cimento de cimentação mais antigo que está a ser utilizado para a cimentação de coroas de aço inoxidável. Este cimento é considerado adequado para a retenção de coroas clínicas, uma vez que as suas propriedades retentivas se devem ao bloqueio mecânico entre o cimento e a estrutura dentária. São frágeis, têm elevada solubilidade na boca e apresentam uma menor resistência adesiva, embora tenham uma maior resistência à compressão. **Mathewson RJ et al verificaram** que o cimento de fosfato de zinco é a melhor escolha entre cinco tipos diferentes de cimento utilizados para a cimentação final de coroas de aço inoxidável, enquanto **Wilson et al** verificaram que o fosfato de zinco tem uma desvantagem: o seu pH é baixo, o que causa irritação pulpar.

b) Cimentos reforçados de óxido de zinco e eugenol

Os cimentos de óxido de zinco eugenol reforçados contêm aditivos no líquido (eugenol) ou no pó (óxido de zinco) que são resinas, aceleradores ou minerais. Os cimentos de óxido de zinco eugenol melhorados podem ser utilizados para a cimentação de coroas de aço inoxidável em dentes vitais. São um pouco menos solúveis nos fluidos orais do que os cimentos de óxido de zinco. Têm maior resistência do que o cimento de óxido de zinco eugenol, mas menor resistência do que o cimento de fosfato de zinco. As vantagens destes cimentos são a irritação pulpar mínima, a facilidade de manipulação e as propriedades óptimas de selagem das margens. Apresentam resistências adequadas. Infelizmente, estes materiais causam inflamação gengival e têm propriedades mecânicas de cimentação mínimas.

c) Cimentos de policarboxilato

Os cimentos de policarboxilato consistem numa mistura de pó de óxido de zinco e líquido de ácido poliacrílico. **Grieve AR et al** afirmaram que este cimento forma uma ligação iónica com o esmalte e a dentina e tem uma força de ligação superior à do cimento de fosfato de zinco. **Plant CG** afirmou que a principal vantagem do cimento de policarbonato é o facto de não ser tóxico para os tecidos vitais. As moléculas de ácido poliacrílico quelam com os iões de cálcio presentes no esmalte, bem como com o aço inoxidável. Este facto torna o cimento adequado para a cimentação de SSC. As únicas desvantagens são a necessidade de um doseamento preciso e de uma manipulação óptima, bem como a necessidade de uma superfície dentária limpa e não contaminada.

d) Cimento de cimentação de ionómero de vidro

O cimento de cimentação de ionómero de vidro é excelente para a cimentação de SSC, uma vez que forma uma forte ligação química à dentina, ao esmalte e à liga de níquel-crómio, proporcionando uma elevada força adesiva. Proporciona uma elevada resistência à compressão e também se verifica que é relativamente não tóxico para o tecido pulpar vital. Liberta iões de flúor e ajuda a reduzir a ocorrência de cáries secundárias. É fácil de misturar com boas propriedades de fluidez, rapidez e baixa viscosidade.

e) Cimento de ionómero de vidro modificado por resina

O cimento de ionómero de vidro modificado por resina é um cimento de ionómero de vidro autopolimerizável ou fotopolimerizável. Foram introduzidos para reduzir a sensibilidade à humidade e têm uma reação ácido-base e o componente de resina é ativado pela luz, por químicos ou por ambos. Têm a vantagem de um tempo de trabalho longo combinado com uma presa rápida e formam facilmente uma ligação química à estrutura dentária. Têm uma elevada resistência física e baixa solubilidade, pelo que proporcionam uma boa retenção das coroas de aço inoxidável cimentadas.

Procedimento de cimentação de SSC

Aplicar pomada de lidocaína (xilocaína) ou vaselina nas áreas de contacto antes da cimentação, para ajudar na remoção do cimento após a cimentação.

1. Utilizar rolos de algodão para isolar o quadrante que contém o dente a ser restaurado. Devem ser feitos todos os esforços para evitar a sensibilidade pós-operatória. Se o dente for vital, coloque um revestimento como o Dycal nas porções profundas da preparação da coroa, seguido de copalite.
2. Preencher a coroa com cimento.
3. **More e Pink et al** sugeriram que a coroa seja assente primeiro no lado lingual e depois no lado bucal. Certifica-se de que a coroa **está bem assente. A mandíbula da criança deve ser apoiada** com uma mão enquanto se assenta a coroa com a outra.
4. Se o dente estiver isolado com rolos de algodão, coloque uma tira de papel seco Burlew sobre a coroa para ajudar a manter o dente livre de humidade até o cimento assentar.
5. **Croll et al sugeriram** a remoção do excesso de cimento de ionómero de vidro modificado por

resina com um raspador e outros sugeriram o uso de um raspador ultrassónico. A remoção do excesso de cimento do contacto é facilitada por meio de um fio dentário ou fita adesiva com um único nó atado. Polir a coroa com pasta de profilaxia de flúor fosfato acidulado. Verificar com cuidado, mas com firmeza, todas as áreas do sulco gengival para ver se há cimento retido (Figura 23). O excesso de cimento pode produzir inflamação gengival e desconforto.

6. São dadas instruções pós-operatórias ao doente para evitar, durante pelo menos uma hora, alimentos pegajosos como caramelo, pastilha elástica, rebuçados, mastigar gelo. São dadas instruções para manter a higiene oral e o doente deve ser chamado de 6 em 6 meses para avaliação.

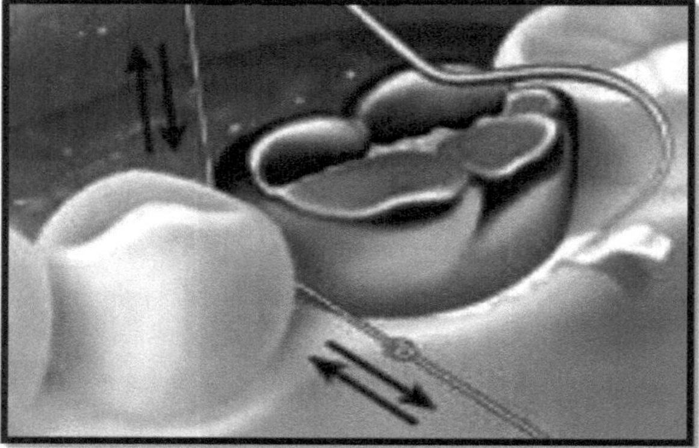

Figura 23: Cimentação da coroa de aço inoxidável e o excesso de cimento é removido com um explorador e fio dentário com nós.

Instruções pós-cimentação

O doente é aconselhado a evitar mastigar muito com a coroa durante 24 horas e a manter a higiene oral.

Recall a cada 6 meses para avaliação.

Vantagens

Quando comparadas com **Salma FS et al** sugeriram que quando as coroas de aço inoxidável são comparadas com as restaurações de amálgama de prata, considera-se que têm várias vantagens.[28] Estas incluem:

a) Baixo custo
b) Menos tempo de cadeira
c) Proteção do dente contra novas cáries
d) Disponibilidade de vários tamanhos
e) Durabilidade

f) Resistência ao embaciamento

g) Ausência de mercúrio

h) A capacidade de recuperar a dimensão vertical

i) Manter a oclusão, a manutenção da forma morfológica para preservar a saúde dos tecidos gengivais, a capacidade de preservar o comprimento da arcada.

As outras vantagens das coroas de aço inoxidável incluem:

a) Visita única para colocação.

b) Procedimento relativamente rápido e simples.

c) Normalmente reduzem totalmente a sensibilidade, porque cobrem todo o dente.

d) Barato em comparação com as restaurações de gesso.

e) Boa taxa de retenção.

Desvantagens

a) É removida uma quantidade significativa de estrutura dentária

b) Anti-estético

c) A má adaptação marginal pode causar gengivite

d) As margens distais salientes podem causar a impactação dos 1st molares permanentes

Complicações

1) Rebordo interproximal

Será produzida uma saliência em vez de um corte interproximal sem ombro, se a angulação da broca de fissura cónica for incorrecta. A não remoção desta saliência resultará em dificuldade no assentamento da coroa. Quando o dente adjacente está parcialmente erupcionado e a área de contacto está mal estabelecida, o corte interproximal é difícil de preparar. Para limpar a área de contacto, é necessária uma redução extensa do dente subgengival, que pode resultar na formação de uma saliência ou danos.

2) Inclinação da coroa

A parede lingual ou vestibular completa pode ser destruída por cáries ou pela utilização incorrecta do instrumento de corte. Isto pode resultar na inclinação da coroa acabada em direção ao lado deficiente. A colocação da restauração antes da coroação fornece um suporte para evitar a inclinação da coroa, actuando a liga como um núcleo. O significado clínico da inclinação da coroa é mínimo, a menos que ocorra em molares permanentes jovens, onde pode ocorrer supra-erupção do dente oponente.

3) Margens reduzidas

Quando a coroa está mal adaptada, a sua integridade marginal é reduzida. Podem ocorrer cáries recorrentes à volta das margens abertas.

4) Inalação ou ingestão de coroa

De acordo com **Smith et al,** a ingestão de corpos estranhos é um problema comum encontrado nos serviços de urgência. A ingestão de corpos estranhos é comum na clínica entre crianças e adultos com deficiência intelectual devido a doenças psiquiátricas e pacientes portadores de coroas ou de qualquer outra prótese dentária. **Aytac** sugeriu que a ingestão ou inalação de

qualquer corpo estranho deve ser tratado como uma situação grave, uma vez que pode ser a causa de uma situação acidental em crianças.

Adewumi A, Kays WD (2008) relataram um estudo de caso sobre a aspiração de uma coroa de aço inoxidável durante a sedação em odontopediatria e as inervações cirúrgicas para este paciente resultaram na recuperação da coroa de aço inoxidável no espaço de 2 horas após o incidente.[29]

A inalação e a ingestão de coroas de aço inoxidável ocorrem principalmente devido ao deslizamento da coroa da mão do dentista ou devido ao comportamento pouco cooperante das crianças. Os sintomas comuns de inalação e ingestão são tosse, pieira, engasgamento e dispneia aguda até a coroa estar na orofaringe.

É fundamental determinar imediatamente se a coroa entrou no trato gastrointestinal ou no trato respiratório. A remoção precoce através de broncoscopia ou gastroscopia é o resultado ideal. No entanto, em casos de consulta tardia, a situação pode ser complexa. O exame radiográfico é obrigatório para o diagnóstico diferencial da localização da coroa. Este pode iniciar-se com a aquisição de radiografia antero-posterior e lateral do tórax, lateral do pescoço e abdominal supina para completar a avaliação desde a nasofaringe até ao reto. Geralmente, a coroa que entra no trato gastrointestinal passa de forma assintomática e atraumática em poucos dias a duas semanas.

A tosse vigorosa e espasmódica e a dificuldade em respirar ocorrem frequentemente de imediato. No entanto, os doentes sem sintomas podem durar anos.

O dentista deve estar consciente do risco e das complicações associadas à ingestão e aspiração acidental de coroas e outros instrumentos. A ingestão e a aspiração de corpos estranhos podem ser facilmente evitadas através da utilização universal do isolamento com dique de borracha. **Hodges**

et al sugeriram que a utilização da pinça do dique de borracha e do protetor de garganta são os meios mais eficazes para evitar a aspiração e a deglutição. Kennedy sugeriu outros métodos, como segurar a criança de cabeça para baixo na tentativa de remover a coroa ou soldar um gancho na superfície vestibular da coroa e prender-lhe um fio dental comprido.

5) Problemas gengivais ou periodontais

As preocupações periodontais têm sido relatadas sobre a saúde gengival de dentes decíduos restaurados com coroas metálicas pré-formadas. **Goto et al relataram** a incidência de gengivite em dentes decíduos restaurados com coroas de níquel-crómio. Verificou que a percentagem de gengivite associada a uma coroa era de

ser mais elevada na parte posterior da boca do que na anterior e estar mais fortemente associada a coroas mal ajustadas.[30]

Randall RC referiu que o índice de acumulação de placa para dentes com coroas de aço inoxidável era geralmente inferior ao da boca inteira. Os níveis de gengivite marginal à volta das coroas classificadas **como "boas" ou "razoáveis"** foram estatisticamente semelhantes, com um maior grau de gengivite associado **a coroas com uma adaptação "má".**[11]

No entanto, **Webber** afirmou que a duração do tempo após a colocação de coroas metálicas pré-formadas não parece ter qualquer efeito adverso na saúde da gengiva e se houver uma ligeira alteração gengival clinicamente parece ser devido ao processo fisiológico.[14] **Eriksson et** al **compararam** 104 molares decíduos coroados com 104 dentes de controlo; 20 dos dentes de controlo estavam sãos e 84 tinham amálgamas colocadas. Os dentes foram monitorizados ao longo do tempo até à esfoliação. O tratamento inicial envolveu 107 visitas para colocação de 104 coroas e 85 visitas para colocação de 84 amálgamas. Apenas 21% dos dentes com coroa necessitaram de tratamento adicional, em comparação com 77% dos dentes restaurados com amálgama. O tempo adicional gasto em tratamento adicional para o grupo da amálgama foi de 9,5 horas a mais do que para o grupo da coroa.[31]

Em resumo, a extensão da acumulação de placa bacteriana e a frequência dos problemas gengivais associados às coroas de aço inoxidável em dentes decíduos parecem não ser excepcionais. Uma margem de coroa bem adaptada facilita uma boa higiene oral e uma gengiva saudável, mas pode ocorrer gengivite se as margens da coroa tiverem um contorno inadequado ou se os resíduos de cimento endurecido permanecerem em contacto com o sulco gengival. As coroas de adaptação boa a moderada parecem produzir problemas gengivais mínimos ou acumulação de placa bacteriana.

6) Alergia ao níquel

Feasby et al relataram um aumento de testes de contacto positivos para o níquel em crianças de 8 a 12 anos de idade que tinham recebido coroas de níquel-crómio de formulação antiga. Um segundo grupo de crianças com coroas convencionais de aço inoxidável não mostrou qualquer diferença estatisticamente significativa nas respostas ao teste de contacto em comparação com um terceiro grupo de controlo sem história de aparelhos dentários contendo níquel. O teor de níquel nas coroas de níquel-crómio de formulação descontinuada era de cerca de 70%, significativamente superior ao das coroas de aço inoxidável contemporâneas, que contêm 9% a 12% de níquel, semelhante ao de muitas bandas e fios ortodônticos.

A hipersensibilidade ao níquel é mais prevalente no sexo feminino do que no masculino e considera-se que está associada a orelhas furadas ou a botões metálicos no vestuário. **Kerosuo H et al.** e **HoogstratenIMW et al.** relataram que o tratamento ortodôntico com aparelhos de aço inoxidável contendo níquel, se efectuado antes da colocação de piercings nas orelhas, parece reduzir a prevalência de hipersensibilidade ao níquel. Pode ser necessária uma concentração mais elevada de alergénio de contacto para provocar uma resposta da mucosa oral em comparação com a pele.[32]

Resumo do procedimento de colocação da coroa[21] (Fluxograma 3, Figura 24)

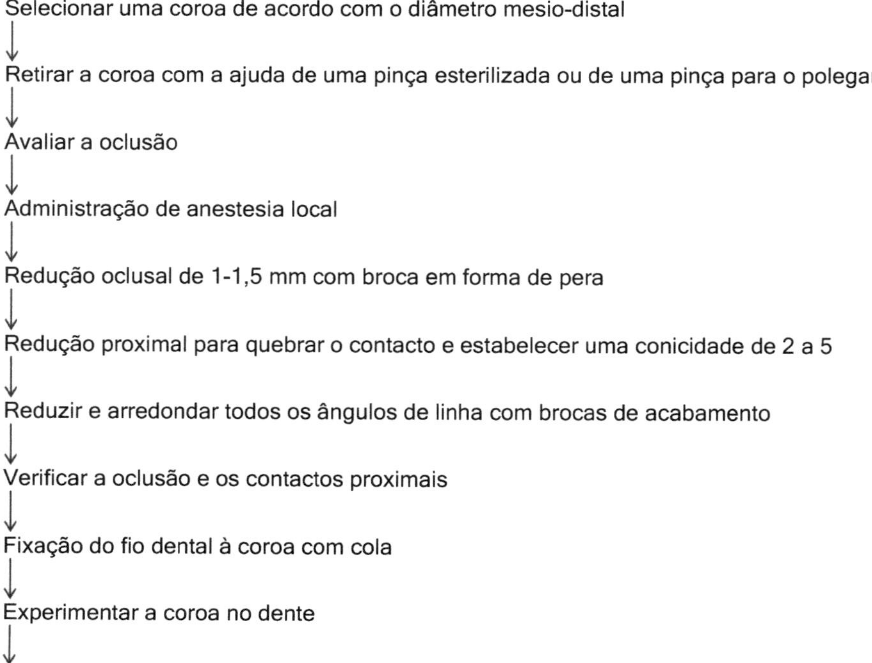

Deve ser efectuada a festooning na superfície proximal

↓

Colocar a coroa

↓

Raspar à volta da margem gengival da coroa ou marcar com um lápis de marcação de vidro

↓

Cortar a coroa 1 mm abaixo da linha de risco com uma tesoura

↓

Alisar as arestas com brocas de acabamento

↓

Contornar a coroa

↓

Crimpagem da coroa no terço gengival

↓

Acabar as margens da coroa com uma pedra verde para obter uma margem de plumagem acentuada

↓

A coroa é alisada com brocas de acabamento.

↓

Polido com roda de borracha ou rouge

↓

Radiografia pré-cimentação

↓

Misturar e colocar cimento de cimentação na coroa

↓

Assentar a coroa e pedir ao paciente para morder lentamente

↓

Remover o excesso de cimento

↓

Polir a coroa com pasta de profilaxia de flúor fosfatado acidulado.

Fluxograma 3: Preparação passo a passo da coroa de aço inoxidável

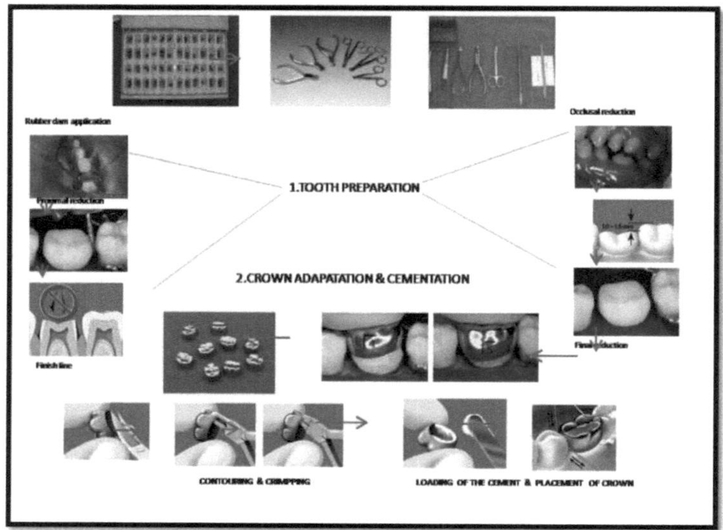

Figura 24: Preparação passo a passo da coroa de aço inoxidável

Alterações

As coroas de aço inoxidável podem ser modificadas de acordo com as diferentes situações clínicas :[26]

1. Coroa de aço inoxidável nos dentes adjacentes
2. Coroa de aço inoxidável nos dentes adjacentes juntamente com restauração de amálgama de classe II
3. Coroas de aço inoxidável em casos de perda de comprimento da arcada
4. Modificação da coroa sobredimensionada
5. Modificação de coroa subdimensionada
6. Cáries subgengivais
7. Contactos abertos
8. Técnica Croll
9. Coroas em aço inoxidável de face aberta
10. Técnica de Hall

1) Coroas de aço inoxidável em dentes adjacentes

a.) Odontologia de quadrante

Quando a dentisteria de quadrante é praticada e as coroas de aço inoxidável devem ser colocadas nos dentes adjacentes. Alguns pontos que devem ser considerados aqui são

(Nash,1981):

i. Preparar completamente a redução oclusal de um dente antes de iniciar a do outro, uma vez que existe uma tendência para sub-reduzir ambos quando a redução é efectuada em simultâneo.

ii. Reduzir a superfície proximal adjacente dos dentes que estão a ser restaurados mais do que quando apenas um dente é restaurado. A maior redução facilitará a colocação das coroas e a aproximação interproximal.

iii. Ambas as coroas devem ser aparadas, contornadas e preparadas para cimentação simultaneamente para permitir ajustes nos espaços interproximais e estabelecer áreas de contacto adequadas.

Para obter estes ajustamentos, adaptar e assentar a coroa no dente mais distal primeiro e prosseguir mesialmente.

b.) Coroas em áreas de perda de espaço (McEvoy 1977)

Quando existe uma cárie excessiva e de longa duração, os dentes decíduos deslocam-se para as áreas de contacto interproximais. Como resultado, a coroa necessária para se adaptar às dimensões B-L será demasiado larga na dimensão M-D para ser colocada e a coroa selecionada para se adaptar ao espaço M-D será pequena em circunferência. É necessário seguir os seguintes passos para a colocação de uma coroa de aço inoxidável nos seus dentes:

i. **Selecionar uma coroa maior que se adapte à maior convexidade do dente.**

ii . Reduzir a largura M-D agarrando as cristas marginais da coroa com um alicate Howe e apertando a coroa.

iii . Recontornar as paredes proximal, vestibular e lingual da coroa com o alicate n.º 137 ou n.º 114.

iv. Fazer a redução adicional da superfície vestibular e lingual do dente e selecionar uma coroa mais pequena, se esta for difícil de colocar.

Nash DA descreveu que quando é necessário colocar mais do que uma coroa de aço inoxidável num quadrante, então uma coroa deve ser terminada e cimentada antes de passar para a segunda coroa. Se ambas as coroas de aço inoxidável forem preparadas ao mesmo tempo, isso pode levar à invasão do espaço para qualquer uma delas (Figura 25).

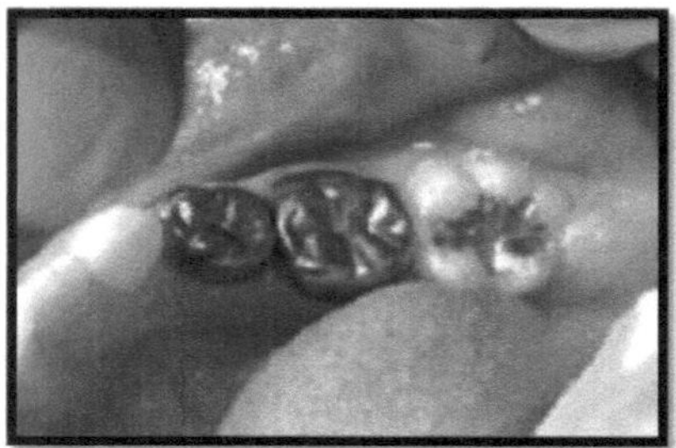

Figura 25: Coroas de aço inoxidável adjacentes

2) Coroas de aço inoxidável em dentes adjacentes juntamente com restaurações de amálgama de classe II

Preparação de uma coroa de aço inoxidável adjacente a uma amálgama de classe II (**Mc-Evoy 1985**) i. Colocar o dique de borracha.

ii.   A redução da coroa está concluída a coroa está adaptada

iii.   De seguida, é colocada uma banda de matriz e cunhas. A amálgama é inserida e esculpida.

iv.   Com a banda de matriz no lugar, a coroa é removida com segurança sem fraturar a amálgama.

v.   Em seguida, remove-se a banda de matriz e procede-se ao corte final da amálgama, uma vez que existe uma boa visibilidade e acesso à área da caixa proximal.

vi.   Agora, complete a adaptação da coroa e cimente a coroa.

A vantagem desta abordagem é que, uma vez que a coroa e a amálgama de classe II são preparadas e restauradas atualmente, podem resultar melhores restaurações e ajuda a ultrapassar o incómodo de colocar dois diques de borracha.

Quando se pretende efetuar uma restauração de amálgama de Classe II com coroa de aço inoxidável numa única consulta, a preparação da coroa de aço inoxidável e qualquer tratamento pulpar necessário são efectuados primeiro. No entanto, a preparação da cavidade da Classe II também é efectuada ao mesmo tempo para permitir o contorno adequado da **crista marginal da coroa de aço inoxidável com a restauração de amálgama indicada. Depois de a coroa ser** cimentada, o excesso de cimento é limpo à volta da coroa. O dique de borracha é substituído e a cunha e a banda de matriz são adaptadas. Segue-se a restauração de amálgama. A coroa de aço inoxidável é utilizada como guia para reproduzir a anatomia e a morfologia da restauração de amálgama de prata.

3) Coroas de aço inoxidável em casos de perda de comprimento da arcada

i.   Lesões de cárie extensas e de longa duração podem causar um deslocamento dos dentes decíduos para as áreas de contacto interproximal.

ii.	Com esta perda de dimensão mesio-distal, é muito difícil restaurar o comprimento perdido da arcada. O **deslocamento mesial do primeiro molar permanente que pode ocorrer irá influenciar** a relação oclusal **permanente da criança.**

iii.	A preparação da coroa é efectuada sem saliências proximais, todos os ângulos de linha são arredondados e a anatomia proeminente é removida.

iv.	As coroas são então selecionadas. Normalmente, as coroas ajustam-se individualmente à preparação do dente, mas não podem ser colocadas ao mesmo tempo devido ao desvio mesial dos dentes adjacentes.

v.	Através da experimentação, é possível selecionar a combinação ideal de coroas. Muitas vezes, apenas é necessária uma coroa mais pequena.

vi.	Um primeiro molar maxilar primário do lado oposto irá encaixar num primeiro molar mandibular primário do lado oposto.

Anatomicamente existe uma semelhança, com a vantagem de a coroa do primeiro molar superior primário ser mais estreita mesio-distalmente. **McEvoy** SAadvocou que os contactos das coroas são achatados com um alicate n.º 110. Quando as coroas são cimentadas, os bordos marginais devem ser alinhados.

Antes da colocação do cimento, utilizar um alicate Howe n.º 110 para obter um alinhamento ótimo, se necessário (Figura 26).

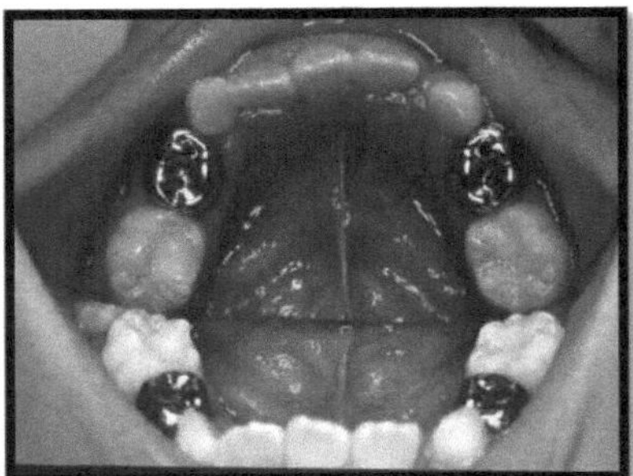

Figura 26: Coroa de aço inoxidável adjacente com perda de comprimento do arco

4)Coroa de grandes dimensões

No caso de ser necessário colocar uma coroa de grandes dimensões num dente mais pequeno. De seguida, utiliza-se uma tesoura para cortar a coroa desde a gengiva até à superfície oclusal, quer para vestibular quer para lingual, conforme necessário. A coroa é comprimida, reduzindo assim o seu tamanho (Figura 27). A coroa é experimentada no dente. As margens gengivais da coroa devem aproximar-se das margens gengivais do dente. **Mink e** Hill **recomendaram** riscar uma linha ao longo dos bordos sobrepostos. Se a coroa se separar aquando da remoção, os bordos podem então ser reposicionados antes da soldadura. Se os bordos cortados não forem reposicionados, a coroa resultante será novamente demasiado grande ou demasiado pequena. As arestas sobrepostas são soldadas por pontos. A solda e o fluxo são utilizados para fazer fluir a solda sobre a coroa. Verifica-se a adaptação marginal da coroa. A coroa de aço inoxidável é então polida e cimentada.

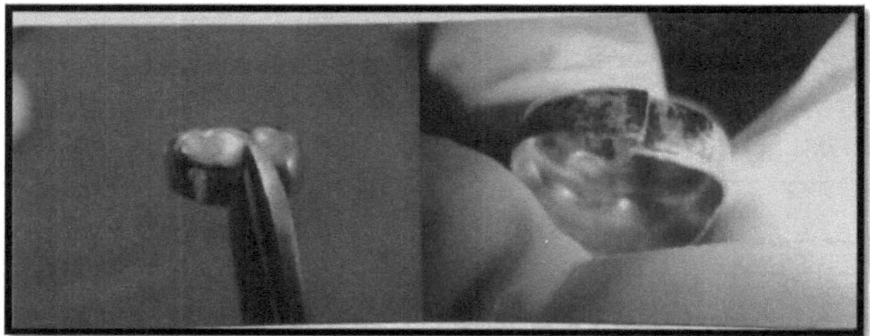

Figura27: Coroa de grandes dimensões

5)Coroa subdimensionada

No caso de ser necessário colocar uma coroa de tamanho inferior num dente de tamanho superior. **Mink e Hill** sugeriram cortar um V na coroa no lado vestibular ou lingual (ou ambos), conforme necessário. Uma tira de material de banda ortodôntica é usada para soldar o ponto sobre o corte em V na coroa. Isto é feito numa só superfície para permitir o ajuste da coroa na boca. De seguida, utiliza-se um alicate para adaptar o material da banda ao contorno da coroa. O excesso de material da banda é cortado aproximando-se do contorno gengival da coroa. A coroa é novamente colocada no dente e, após polimento, é cimentada (Figura 28).

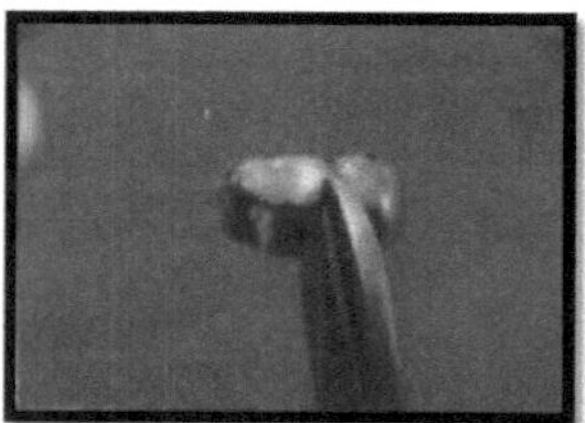

Figura 28 a: Corte da banda

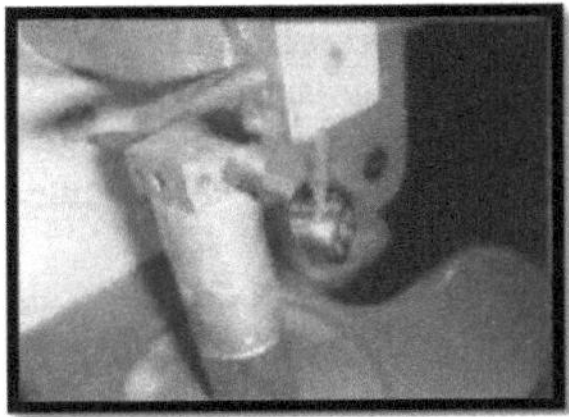 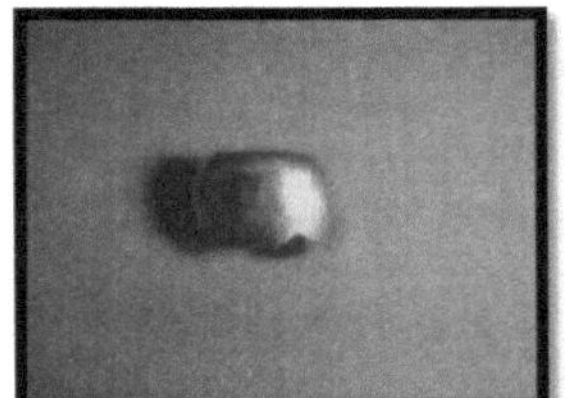

Figura 28 b: Colocação do material da banda ortodôntica

Figura 28 c: Soldadura da banda

Figura 28: Coroa subdimensionada

6) Cáries subgengivais profundas

Se a cárie sub-gengival ocorrer inter-proximalmente, deve ser utilizada a coroa Rocky Mountain não-festooned, uma vez que é suficientemente profunda para cobrir a preparação. **Myers DR**recomendou outro método que consiste em soldar uma extensão do material da banda na área interproximal ou na área subgengival da coroa.

7) Contacto aberto

Se a área de contacto fechada (exceto para o espaço primata) não for estabelecida, resulta em acondicionamento de alimentos, aumento da retenção de placa e subsequente gengivite. Este problema pode ser resolvido selecionando uma coroa maior ou um contorno interproximal exagerado, que é obtido com um alicate n° 112 (bola e soquete) para estabelecer um contacto fechado. O contorno interproximal também pode ser construído através da adição de uma solda. Deve ter-se o cuidado de não perturbar o trajeto de erupção do dente adjacente em erupção.

8) Técnica Croll

Quando existe um maior risco de desgaste da coroa na superfície oclusal, a espessura do metal na superfície oclusal pode ser aumentada através da adição de uma camada de solda a partir da superfície de impressão da coroa. Isto é conhecido como a técnica de Croll.

Foi administrada por **Croll TP** em 1980 para o tratamento de crianças com hábitos activos de ranger os dentes e que necessitavam de coroas de aço inoxidável para a restauração de dentes cariados. Verificou-se que, em vários casos, o hábito de bruxismo era tão grave que, um ano após a colocação da coroa, as superfícies oclusais estavam desgastadas. Este facto levou à fuga de saliva e à dissolução do cimento. Descreveu uma técnica clínica que aumenta a espessura da superfície oclusal das coroas de aço inoxidável para evitar o desgaste oclusal através do metal.[32]

Em primeiro lugar, a criança com risco de desgaste através de uma coroa de aço inoxidável é identificada através da recolha da história de bruxismo dos pais e da observação cuidadosa dos padrões de desgaste na boca. Se for expetável que o paciente possa desgastar uma coroa, é recomendada a seguinte técnica:

a. Em primeiro lugar, é selecionada uma coroa pré-formada da marca Unitek, que normalmente seria adequada para uma restauração adequada do dente.

b. Uma coroa da marca Unitek do tamanho mais pequeno seguinte é selecionada antes da adaptação da coroa. Utilizando uma broca de carboneto de alta velocidade, a mesa oclusal da coroa mais pequena é cortada. A periferia do metal é alisada com uma roda rotativa.

c. Depois de desbastar a superfície interna da coroa maior e a superfície oclusal do segmento de coroa mais pequeno com uma pedra de diamante, as peças de solda de prata são colocadas dentro da coroa maior e o fluxo de solda é também colocado no segmento mais pequeno. O segmento oclusal cortado é então colocado sobre a solda dentro da coroa. Utilizando um maçarico de chama, as duas superfícies de aço inoxidável são soldadas. Utiliza-se um instrumento metálico para empurrar suavemente as superfícies de aço inoxidável uma contra a outra enquanto a solda está a fluir para eliminar espaços vazios. A solda deve fluir uniformemente nas duas superfícies para uma ligação correta.

d. O aspeto interno da coroa é então desbastado com uma pedra abrasiva ou uma broca de diamante, e o excesso de solda é removido.

e. O acabamento da coroa é finalmente efectuado e a coroa é cimentada no dente.

9) Coroa em aço inoxidável de face aberta

Existem dois métodos disponíveis no consultório para revestir a coroa de aço inoxidável convencional: o primeiro método envolve o corte da parte cosmeticamente proeminente da coroa, seguido da colagem de resina composta sobre a janela criada; estas coroas são designadas por coroas de face aberta 33
coroas em aço inoxidável.[33]
O outro método envolve o revestimento de toda a superfície labial ou facial, principalmente com compósitos termoendurecíveis, sendo aqui recomendada a soldadura de um grampo ortodôntico, para ajudar na retenção do compósito.

As coroas de aço inoxidável de face aberta podem ser utilizadas tanto para dentes anteriores como posteriores, o que implica a criação de uma janela ou fenestração labial na coroa cimentada,

seguida da remoção do cimento utilizado para a cimentação da coroa, para tornar visível o tecido dentário subjacente. Nos casos em que resta apenas uma pequena quantidade de tecido dentário e a coroa é cimentada com cimentos de ionómero de vidro, o compósito pode ser colado diretamente sobre o cimento após a criação de alguns retentores [28]
ranhuras à volta das áreas gengivais da coroa.[28]

Técnica

i. Estabelecer uma anestesia local profunda para o dente a ser preparado. Mesmo com um dente tratado com canal radicular, a preparação das áreas de contacto mesial e distal traumatizará os tecidos gengivais locais e, por isso, a anestesia também é necessária para esses pacientes.

ii. A aplicação do dique de borracha é obrigatória, uma vez que tem a mesma função que na preparação do dente para a coroa de aço inoxidável convencional, evitando a queda da coroa dentro da boca do doente e mantendo um isolamento adequado com os tecidos moles e a gengiva.

iii. Recomenda-se também a colocação de cunhas de madeira antes de iniciar a preparação dos dentes, uma vez que estas servem para separar os dentes vizinhos e para reduzir o risco de danos iatrogénicos no esmalte destes dentes, ajudando também a deprimir os tecidos gengivais e o dique de borracha.

iv. Aconselha-se, em primeiro lugar, a seleção da coroa, para o que se deve utilizar uma pinça ou uma pinça de polegar para segurar a coroa, de modo a minimizar as hipóteses de contaminação da coroa.

A largura do bordo incisal serve de guia para a seleção do tamanho adequado da coroa (Figura 29a&b).

-Experimente a coroa cuidadosamente e verifique se o tamanho da coroa selecionado está correto, verifique também o branqueamento gengival, a presença de branqueamento gengival mostra margens excessivamente alargadas da coroa e o ajuste da coroa deve ser confortável sem balançar (Figura 29c &d).

-Utilizando um escalar ou um explorador para riscar uma linha na coroa assentada à volta das margens gengivais nas superfícies vestibular e lingual, remover a coroa e marcar outra linha 0,5-1 mm abaixo da linha de risco, indicando a extensão da coroa sob a crista gengival.

-Utilizar uma tesoura e cortar o excesso da coroa para além da segunda linha, cortar também um V nas superfícies mesial e distal, este V deve corresponder à margem gengival interproximal (Figura 29c &d).

v. O corte da janela pode ser efectuado antes da cimentação da coroa ou após a cimentação da coroa.

vi. Se a janela tiver de ser cortada após a cimentação da coroa, recomenda-se que se faça um furo na face vestibular da coroa com uma broca n.º 58 para facilitar o corte da janela facial . 58 para facilitar o corte da janela facial.

vii. Utilizar o alicate Johnsons para adaptar a parte lingual da coroa à parte lingual do dente.

viii. Polir e alisar as margens gengivais de modo a minimizar a irritação gengival (Figura 29e &f).

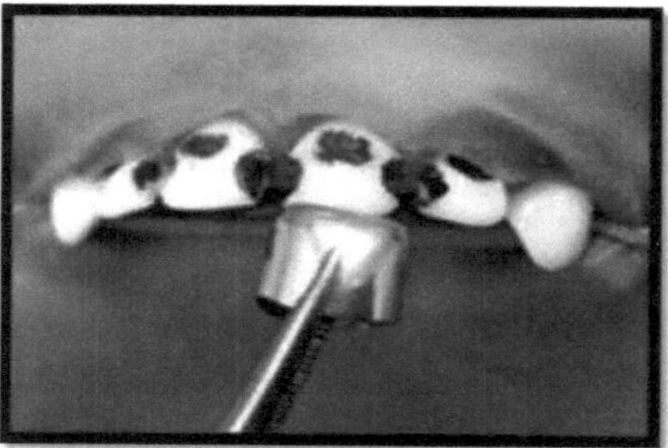
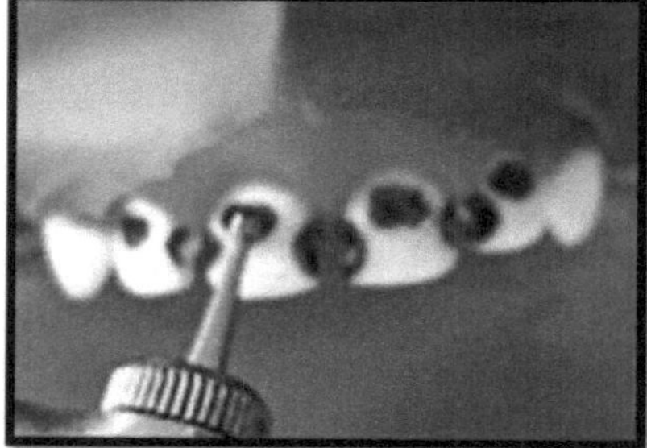

Figura 29 a: Seleção da coroa
Figura 29b: Preparação do dente

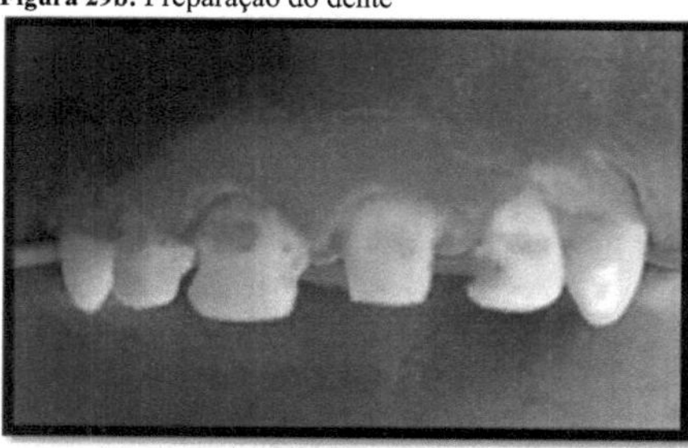
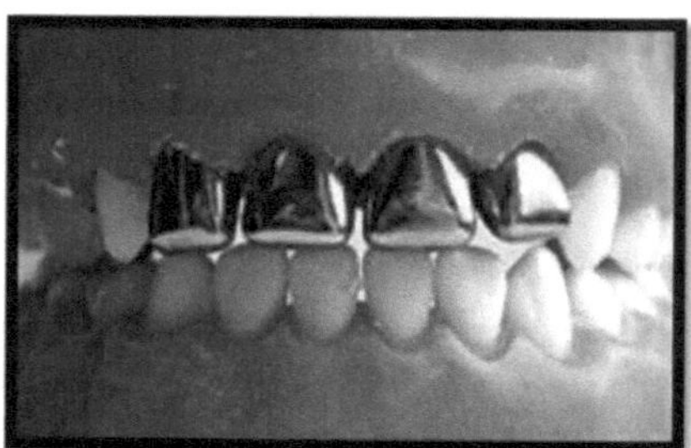

Figura 29 c: Dente preparado
Figura 29d: Ensaio da coroa

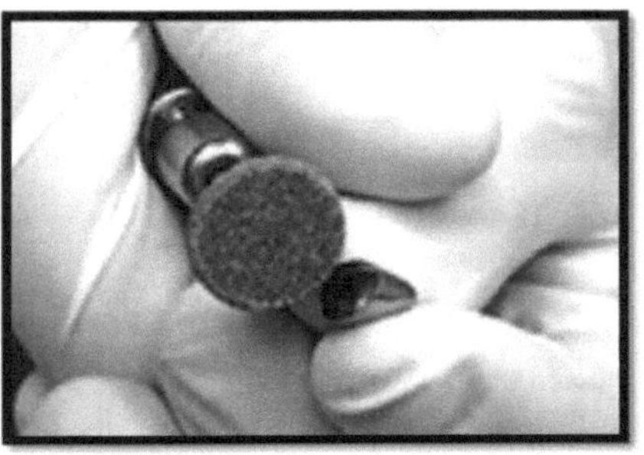
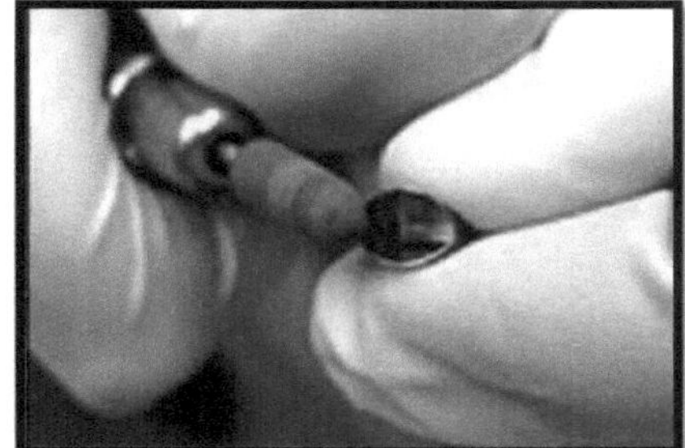

Figura 29e: Corte da coroa
Figura 29 f: Polimento

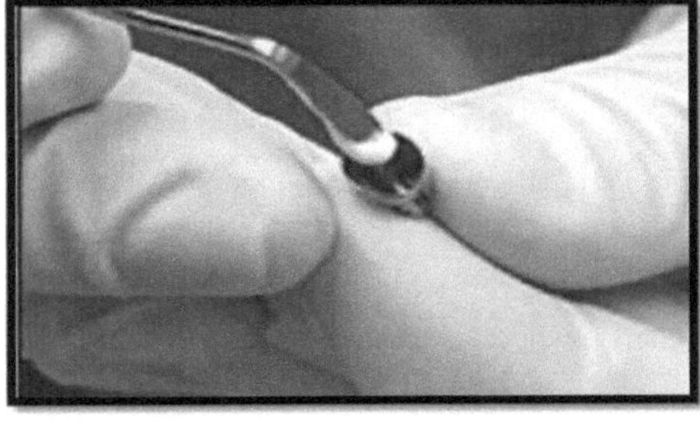
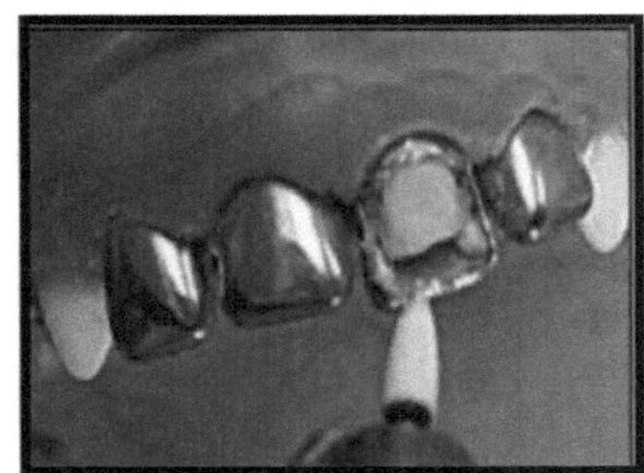

Figura 29 g: Inundação da coroa com cimento
Figura 29 h: Criação de janela labial

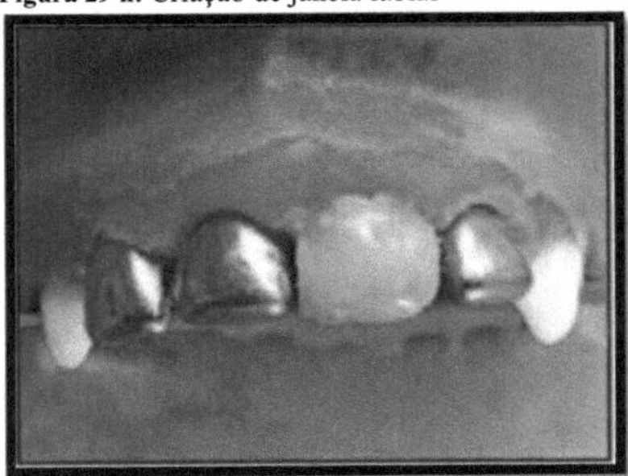
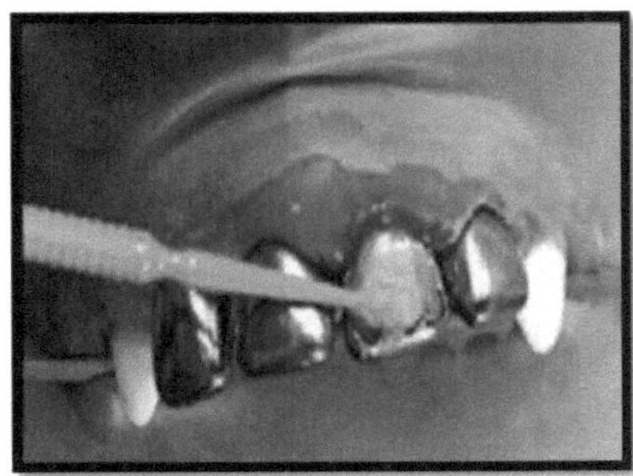

Figura 29 i: Aplicação de revestimento compósito sobre a janela

Figura 29: Coroa de aço inoxidável de face aberta

ix. Assentar novamente a coroa no dente para assegurar a adaptação marginal.

x. Aplicar o material de restauração, por exemplo, liner, nas zonas profundas se o dente for vital.

xi. Cimentar a coroa no dente preparado usando cimento de fosfato de zinco ou cimento de ionómero de vidro (Figura 29 g).

xii. Após o cimento ter assentado, utilizar uma broca n.º 58 para cortar uma janela na superfície facial da coroa, alisar os bordos ásperos da janela (Figura 29 h) Estender a janela até ao

49

bordo incisal, gengivalmente até à altura da crista gengival e mesio-distalmente até aos ângulos da linha.

xiii. Utilizando uma broca de cone invertido, cortar um rebaixo à volta de toda a janela da coroa, este rebaixo destina-se a ajudar na retenção da resina composta.

xiv. A resina composta deve ser colocada na janela de corte, forçando o material para dentro dos cortes inferiores e depois polimerizá-lo. Para efeitos de restauração, também pode ser utilizado um instrumento de plástico ou um compósito injetável.

xv. Adicionar material adicional em incrementos de 1 mm e polimerizar, a espessura do revestimento composto não deve ser aumentada mais de 1,7 mm.

xvi. A resina composta foi polimerizada com uma fonte de luz visível e deve ser acabada com discos e pedras de diamante adequados. Passar os discos da resina para o metal nas margens, de modo a não descolorir a resina com partículas de metal (Figura 29 i).

xvii. Pode ser utilizado um esmalte de superfície para completar o restauro.

O maior sucesso da coroa de aço inoxidável de face aberta pode ser alcançado através de:

(1) Colagem firme da resina ao tecido dentário.

(2) Utilização de colagem de dentina; e

(3) Gravura com ácido fosfórico.

Pode formar-se uma estrutura rugosa e porosa no cimento de ionómero de vidro remanescente. A resina não preenchida pode infiltrar-se nesta superfície irregular e dura, formando marcas de retenção e, assim, contribuindo para a adesão.

Yilmaz e Ko^ogullari, em 2004, compararam o sucesso clínico de coroas de aço inoxidável tornadas estéticas por facetas abertas com as coroas que tinham facetas estéticas colocadas do lado da cadeira. Foram colocadas 18 coroas de face aberta e 15 coroas com facetas e acompanhadas durante 18 meses. Quando a perda de mais de um terço do revestimento foi registada como um fracasso, as coroas abertas apresentaram um sucesso de 95%, enquanto as coroas folheadas apresentaram um sucesso de 80% e concluíram que, embora as coroas de aço inoxidável abertas fossem mais bem sucedidas do que as coroas folheadas do lado da cadeira, não existia uma diferença significativa entre os grupos.

Vantagens

a) A estética é dramaticamente melhorada quando comparada com coroas de aço inoxidável simples.

b) A retenção do revestimento de compósito em coroas de aço inoxidável de face aberta é maior, mas não é significativa quando comparada com coroas de aço inoxidável folheadas no consultório.

Desvantagens

a) O procedimento é moroso.

b) As margens metálicas à volta da coroa ainda são visíveis.

c) Fraco controlo da hemorragia durante a colocação de revestimentos compostos.

d) Fraco controlo da humidade quando a preparação é sub-gengival.

10) Técnica de salão

A remoção completa da cárie seguida de restauração é o método preferido de tratamento de qualquer lesão cariosa. No entanto, **Hall**, em **2006**, introduziu um método novo e simplificado de utilização de uma coroa de aço inoxidável como restauração coronal completa.

A coroa metálica pré-formada (PMC) é cimentada sem qualquer preparação do dente ou anestesia local. O tecido cariado do dente não é removido, mas a coroa metálica pré-formada é diretamente assente no dente com uma pressão firme dos dedos ou com a criança a morder firmemente um rolo de algodão e cimentada com cimento de ionómero de vidro, isolando-a assim do resto da boca.

A técnica de hall abraça a mudança de conceitos de gestão da cárie dentária, passando do dogma que exige a sua excisão cirúrgica completa, mesmo à custa do tamanho da cavidade e da saúde pulpar, para a compreensão de que a cárie na dentina pode ser retardada, detida e possivelmente até revertida, com um ambiente meticulosamente selado.

Innes NP et al expressaram uma preferência significativa pela técnica Hall como opção de tratamento. As coroas metálicas pré-formadas Hall também mostraram um resultado mais favorável para a saúde pulpar e a longevidade da restauração após aproximadamente 2 anos. Concluiu que a técnica de Hall oferece uma opção de tratamento eficaz para dentes molares decíduos cariados.[2]

<u>COROAS ESTÉTICAS EM ODONTOPEDIATRIA</u>

A estética, por definição, é a ciência da beleza, aquele pormenor particular de um objeto animado ou inanimado que o torna apelativo à vista.

No mundo moderno civilizado e cosmeticamente consciente, dentes brancos bem contornados e bem alinhados definem o padrão de beleza. Esses dentes não só são considerados atraentes, como também são indicativos de saúde nutricional, autoestima, orgulho higiénico e estatuto económico.[1] Com a crescente consciencialização das opções estéticas disponíveis, há uma maior procura de soluções para problemas inestéticos, tais como cáries do biberão, dentes malformados e descolorados, defeitos hipoplásticos, fracturas dentárias e bruxismo em crianças.

A restauração estética dos dentes anteriores decíduos pode ser especialmente difícil devido ao pequeno tamanho dos dentes, à proximidade da polpa à superfície do dente, ao esmalte relativamente fino e à área de superfície para colagem, a questões relacionadas com o comportamento da criança e, finalmente, ao custo do tratamento.[2] Para além do comprometimento da estética, a destruição dentária pode também levar ao desenvolvimento de hábitos parafuncionais, como o impulso da língua e problemas de fala, problemas psicológicos, redução da eficiência mastigatória e perda da dimensão vertical da oclusão. Assim, é importante restaurar as coroas destruídas por cáries para preservar a integridade da dentição decídua até à sua esfoliação e erupção dos dentes permanentes.

Entre as opções de tratamento de restauração, são mencionadas as restaurações biológicas e de resina composta, através de técnicas diretas ou indirectas, e coroas pré-fabricadas. Os dentes decíduos severamente cariados na região anterior podem não ser capazes de suportar as forças oclusais se forem restaurados com cimentos convencionais. Por conseguinte, a utilização de coroas anteriores de cobertura total nestes casos é mais económica e viável 32
opção. As coroas estéticas em odontopediatria podem ser classificadas como: (Tabela 2)

CLASSIFICAÇÃO DAS COROAS ANTERIORES

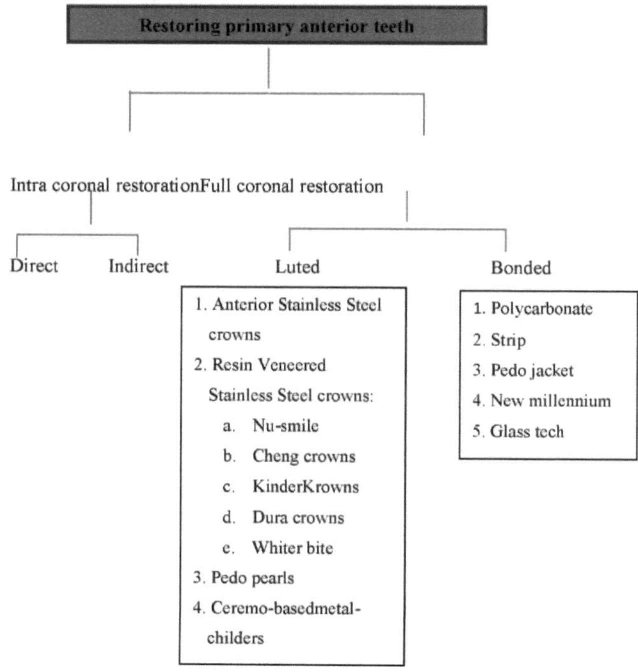

Tabela 2: Classificação das coroas anteriores

RESTAURAÇÕES CORONAIS COMPLETAS

Apesar da introdução de várias técnicas novas para restaurar lesões cariosas nos incisivos primários, continua a ser um desafio para os dentistas satisfazerem o doente de forma eficaz. Está a tornar-se uma preocupação maior à medida que se dá mais ênfase à estética.[32]

As indicações para este efeito incluem:

a) Cáries presentes em várias superfícies.

b) Descalcificação cervical extensa.

c) Ânteros que receberam terapia pulpar.

d) Anteriores que fracturaram e perderam a maior parte da estrutura dentária.

e) Dentes anteriores com múltiplos defeitos hipoplásicos ou distúrbios de desenvolvimento.

f) Dentes descolorados que são esteticamente desagradáveis.

g) Pacientes de alto risco em que a higiene oral é deficiente mas a cárie é mínima.

A. Coroas que são cimentadas no dente

1. Coroa anterior em aço inoxidável

As coroas de aço inoxidável são consideradas as mais duráveis, económicas e fiáveis para restaurar incisivos primários gravemente cariados e fracturados. São fáceis de colocar, à prova de fratura, resistentes ao desgaste e fixam-se firmemente ao dente até à esfoliação. No entanto, há um compromisso estético devido ao aspeto metálico prateado inestético. Por conseguinte, as modificações das coroas de aço inoxidável incluem:

1. Recorte facial Coroas em aço inoxidável

Isto envolve a colocação de material compósito numa fenestração labial de corcas de aço inoxidável. Embora se registe uma melhoria no aspeto, a técnica e morosa e as margens metálicas continuam a ser visíveis. Os clínicos enfrentam ainda problemas para controlar a hemorragia durante a aplicação do revestimento de compósito.

2. Coroas de aço inoxidável folheadas a resina

As coroas de aço inoxidável pré-envernizadas proporcionam uma cobertura total, são duráveis, fáceis de colocar e estéticas. As coroas de aço inoxidável pré-envernizadas são coroas de aço inoxidável/níquel-crómio que têm um revestimento estético, ligado mecânica e/ou quimicamente. **As coroas** de aço inoxidável pré-envernizadas **foram introduzidas na década de 1989.** Foram inicialmente desenvolvidas para dentes anteriores, mas mais tarde foram desenvolvidas para molares primários.

As várias coroas de aço inoxidável prevenidas disponíveis no mercado são:

i. **Assinatura NuSmile**

As coroas pediátricas NuSmile (Figura 30) têm melhor aspeto e duram mais tempo do que outras opções de restauração.

Para dentes anteriores, estão disponíveis 3 variantes:

a)   **Estilo universal**

Inclui coroas com ambos os ângulos de ponta ligeiramente quadrados, de modo a que o ângulo de ponta distal possa ser ligeiramente arredondado no laboratório para fazer uma coroa do lado direito ou esquerdo.

b)   **Comprimento regular ou curto**

As coroas de comprimento regular têm o mesmo comprimento que uma coroa de aço inoxidável padrão. As coroas de comprimento curto são 1 mm mais curtas do que as coroas normais.

c)   **Extra leve ou leve**

As coroas extra claras são em tom branqueado/pedo1 e as coroas claras são em tom Vita B1/pedo3-4.

Estas coroas estão disponíveis na gama de tamanhos 1-6, para caninos está também disponível o tamanho 0.

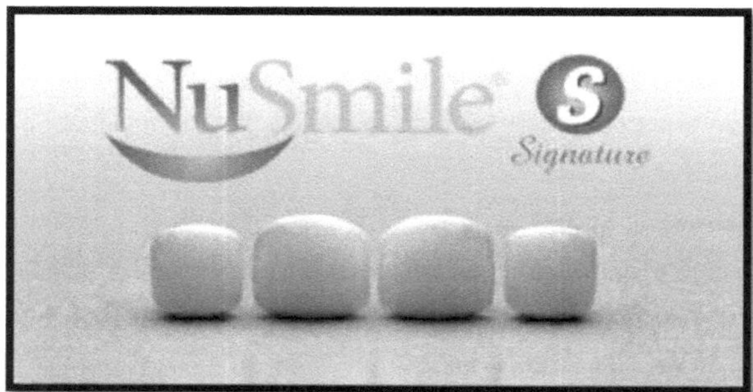

Figura 30: Coroas NuSmile Signature

Para dentes posteriores estão disponíveis variantes light e extra light, a gama de tamanhos para estas coroas é de 1-7 estas coroas vêm em 4 tonalidades nomeadamente, pedo1, pedo2, pedo3 e pedo4.

ii. **Clássico de Cheng Crowns**

São coroas de aço inoxidável revestidas com um compósito de alta qualidade, à base de malha com um compósito fotopolimerizável. Apresenta uma solução única para coroas resistentes a manchas de aspeto natural. Está disponível para os dentes centrais, laterais, cúspides e primeiros e segundos molares direitos e esquerdos. Está disponível em comprimentos e tamanhos curtos e regulares adequados para dentes centrais, laterais e cúspides. Podem ser submetidos a esterilização pelo calor sem afetar significativamente a sua força de ligação e cor. Para dentes anteriores e posteriores, estas coroas estão disponíveis em tamanhos de 1 a 6 (Figura 31).

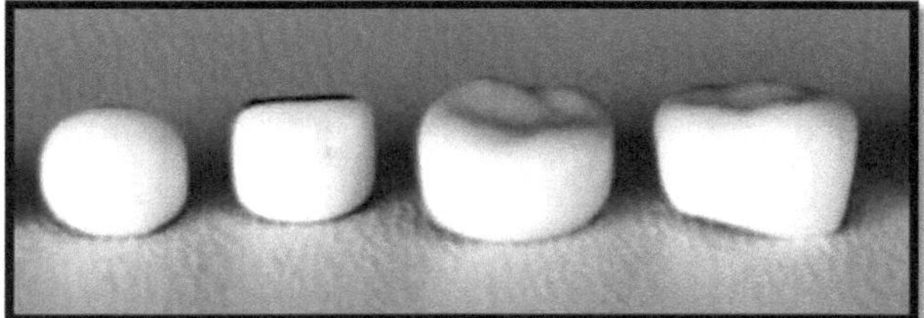

Figura 31: Coroas Cheng Clássicas

iii. Kinder Krowns

As coroas kinder preveneered estão disponíveis tanto para dentes anteriores como posteriores. Para dentes anteriores, estas coroas estão disponíveis em dois comprimentos, o regular e o curto, o regular tem o mesmo comprimento que as coroas de aço inoxidável padrão e o curto é 1 mm mais pequeno que a coroa de aço inoxidável padrão. Estas coroas são fornecidas com um contorno universal e, a pedido, estão também disponíveis coroas individuais para o lado direito/esquerdo na gama de tamanhos 1-6. Estas coroas estão disponíveis em duas tonalidades: pedo1 e pedo2.

Os Kinder Krowns (Figura 32) **foram concebidos com IncisaLock™** - a união óptima de procedimentos de ligação de última geração e retenção mecânica. Ao adicionar retenção mecânica e mais compósito, as Kinder Krowns afirmam ser fortes sem sacrificar a forma ou a função. As coroas posteriores incluem coroas para 1st e 2nd molar com duas opções, ou seja, com cobertura bucal e com cobertura total, estas coroas estão disponíveis em 6 tamanhos e apenas está disponível uma cor pedo2.

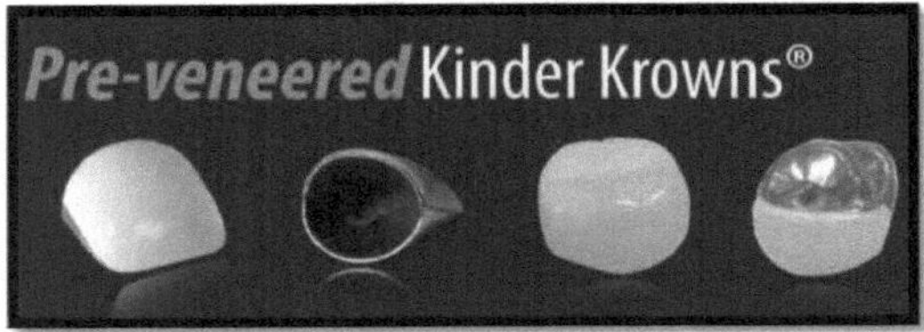

Figura 32: Kinder Krowns

iv. Coroas Dura

As coroas podem ser cravadas labial e lingualmente, podem ser facilmente aparadas com uma tesoura de coroas, são facilmente festonadas e têm um bordo de faca completo. Um estudo demonstrou que estas coroas com facetas folheadas eram significativamente mais retentivas do que as não folheadas quando o cimento e a cravação eram combinados (Figura 33).

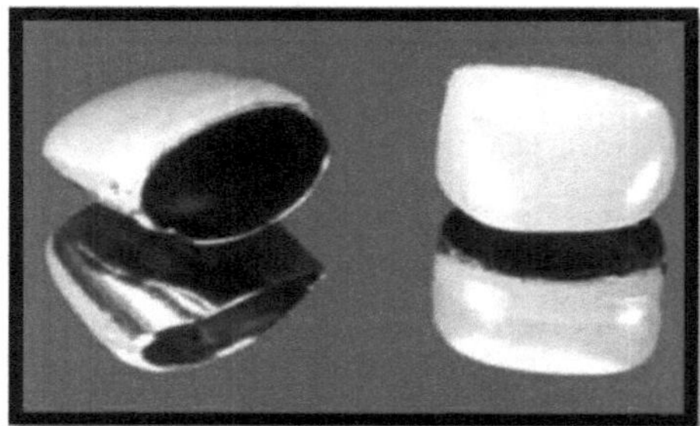

Figura 33: Coroas Dura

v. Mordida mais branca

As coroas Cheng, NuSmile e Kinder utilizam uma resina composta ou uma resina de dimetilacrilato como material de revestimento. As coroas da Whiter Bite utilizam um material termoplástico diferente. Os materiais de resina normalmente utilizados são relativamente inflexíveis, rígidos e quebradiços e, por isso, estas facetas tendem a partir-se quando colocadas sob muita força. O material termoplástico do Whiter Bite, por outro lado, é bastante flexível. É mais provável que se deforme do que se parta quando colocado sob uma força concentrada.

O método de fixação das facetas ao aço inoxidável também varia consoante o tipo de coroa. A faceta termoplástica da coroa Whiter Bite é colocada no aço inoxidável, soldando primeiro uma pequena peça de malha metálica à superfície facial da coroa. O material da faceta é então fundido na malha, onde é retido mecanicamente através de pequenas etiquetas de plástico incorporadas na malha. As facetas da coroa Cheng, tal como a Whiter Bite, são fixadas principalmente ao metal através de uma malha soldada à superfície. As facetas das coroas NuSmile e Kinder diferem das coroas Cheng e Whiter Bite, uma vez que não é utilizada qualquer malha metálica para segurar as facetas, em vez disso, as facetas são ligadas diretamente ao aço inoxidável.

Vantagens

a) São esteticamente agradáveis.

b) Requerem um tempo de funcionamento relativamente curto.

c) Têm a durabilidade de uma coroa de aço.

d) São menos sensíveis à humidade durante a colocação do que as coroas de tiras compostas.

Desvantagens

a) São 3 vezes mais caras do que as coroas de aço inoxidável, de fita e de policarbonato.

b) Perda da face de revestimento que conduzirá à fratura.

c) Remoção significativa da estrutura dentária em preparação para permitir uma adaptação mais passiva.

d) A técnica não permite um grande recontorno e remodelação da coroa.

e) O dente é ajustado para se adaptar à coroa, em vez de se ajustar a coroa ao dente.

f) Uma vez que a cravação se limita às superfícies linguais, não se consegue uma adaptação estreita da coroa ao dente.

g) O revestimento colocado sobre estas coroas é sensível à esterilização pelo calor, pois esta tende a enfraquecer a ligação entre o aço e o compósito.

h) Escolha limitada de tonalidades.

i) Dificuldade em colocar coroas de aproximação múltiplas em pacientes com apinhamento ou perda de espaço devido ao volume.

3. Pérolas pedófilas

É uma forma de coroa metálica semelhante a uma coroa de aço inoxidável, mas é completamente revestida com um pó epóxi da cor do dente, ou seja, politetrafluoroetileno (PTFE), um fluoropolímero sintético em específico. Estas coroas são feitas de alumínio de gaze pesada em vez de aço inoxidável porque o revestimento de epóxi adere muito melhor ao alumínio. As formas de coroa de alumínio são frequentemente utilizadas como coroas temporárias na dentição permanente, pelo que esta não é uma abordagem nova.

Estas coroas estão a ser fabricadas pela Pedo Pearls (Figura34)6111 FM 1960 West Suite 215

Houston, TX 77069, EUA, para Anteriors está disponível nos tamanhos 1-4 e em formato universal para

Posteriores 5 e 6.

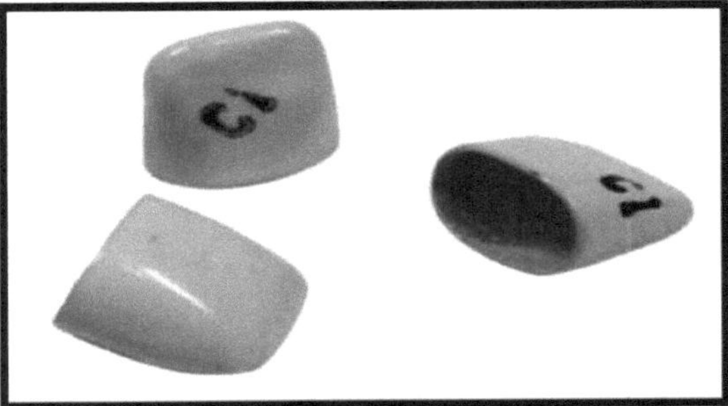

Figura 34: Coroa de pérolas Pedo

Vantagens

a) Anatomia universal, pelo que pode ser utilizada em ambos os lados

b) **Ao contrário da Coroa de Aço Inoxidável Pré-Revestida, é fácil de cortar e cravar, sem** lascar ou descascar.

c) Pode ser facilmente reparado, uma vez que o compósito pode ser facilmente adicionado.

Desvantagens

a) Menos durável.

b) São relativamente macios.

c) Não suporta forças oclusais fortes.

d) O revestimento de cor dentária desgasta-se frequentemente na superfície oclusal.

B) Coroas que são coladas ao dente

1. Coroas de policarbonato

As coroas de policarbonato (Figura 35) são conchas de resina acrílica moldadas a quente que são adaptadas aos dentes **com resina acrílica auto-polimerizável. Eram populares na década de 1970, no entanto, apesar de serem** mais estéticas do que as coroas de aço inoxidável, o material de policarbonato era frágil e não resistia a forças abrasivas fortes, apresentando fracturas e deslocamentos frequentes.

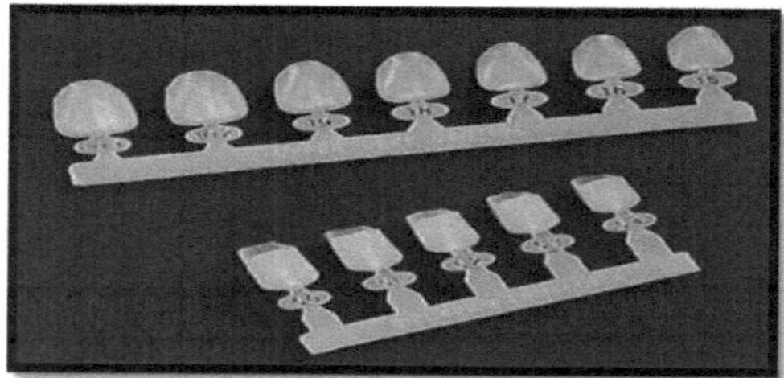

Figura 35: Coroas de poliarbonato

Estas coroas estão a ser comercializadas pela 3M ESPE, Kudos crowns, Dent Q, Diret AB, Pedo natural, Solodent (Suécia), Mark 3, etc. Estas coroas estão disponíveis numa gama de tamanhos de 1-7 e apenas numa cor universal.

Vantagens

a) A estética é superior à das coroas de aço inoxidável convencionais.

b) Fácil de aparar

c) Manuseamento comparativamente fácil

d) Menos tempo na cadeira

e) Flexível

f) Melhor adaptabilidade

Desvantagens

a) Má retenção

b) Descoloração

c) Quebra

d) Propensão para o desgaste oclusal

e) Escolha limitada de cores e as coroas fornecidas são por vezes tão brancas que parecem artificiais na boca.

f) As margens não podem ser franzidas e as margens não franzidas podem não encaixar corretamente.

Contra-indicações

a) Em pacientes com hábitos parafuncionais como o bruxismo.

b) Em doentes com mordedura profunda.

Técnica clínica

1. O tamanho correto da coroa é selecionado medindo a largura mesiodistal ao nível do ponto de contacto do dente preparado, ou medindo a largura do dente contralateral na mesma arcada.

2. A margem da coroa cervical é aparada até ao contorno pretendido com uma tesoura ou com uma broca ou pedra de aparar.

3. A coroa é então revestida com material acrílico ou compósito. Se for utilizado acrílico de polimerização a frio, o material deve ser vertido na coroa depois de misturado e, uma vez atingida a fase de "massa", deve ser colocado sobre o preparo. Antes de assentar a coroa, o preparo e a gengiva circundante devem ser lubrificados com água ou saliva.

4. À medida que o acrílico começa a endurecer, a coroa deve ser removida do preparo e recolocada várias vezes. A remoção da coroa durante a polimerização da resina acrílica ajuda a dissipar a acumulação de calor da reação exotérmica e a evitar o bloqueio em rebaixos.

5. O revestimento de uma coroa de policarbonato assegurará uma boa adaptação marginal à preparação. Os acrílicos de cura a frio ligam-se quimicamente às coroas de policarbonato. Os materiais compósitos necessitam de alguma retenção, através do desbaste mecânico da superfície interna da coroa. Pode obter-se uma ligação química ao compósito preparando a superfície de encaixe do policarbonato com metacrilato de metilo líquido

6. Depois de o material de revestimento ter endurecido, a coroa é removida do dente e as margens são cuidadosamente aparadas e acabadas. É importante que se obtenha um ajuste exato na margem da preparação para manter a saúde gengival.

7. Depois de verificar o ajuste e a oclusão, a coroa de policarbonato deve ser cimentada com um cimento de cimentação temporário patenteado e o excesso deve ser removido (Figura 36).

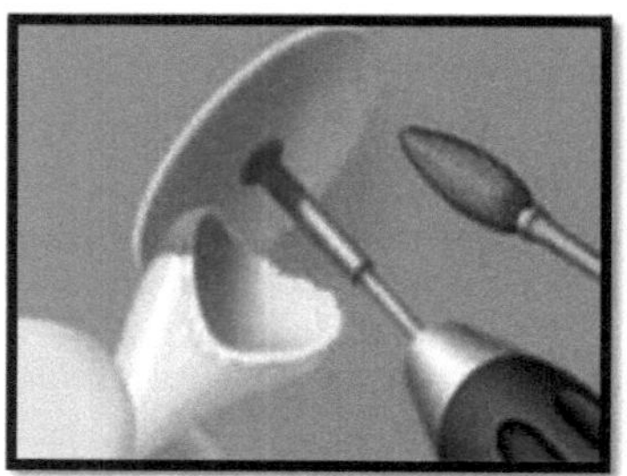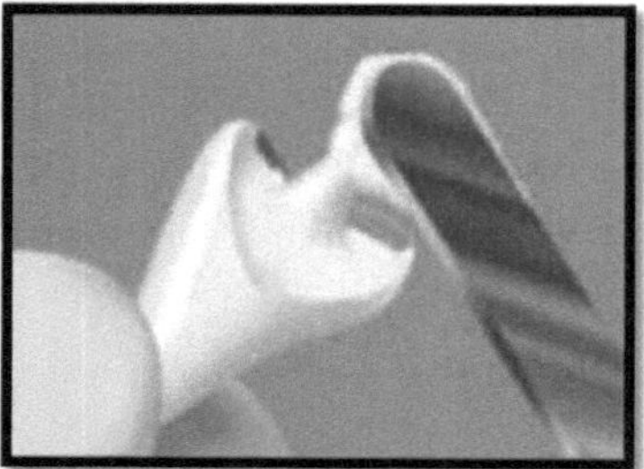

Figura 36: Cimentação de coroa de policarbnato

Coroas de policarbonato modificado

As coroas são feitas de uma resina de policarbonato com fibras de microvidro que não só permitem o ajuste da coroa com um alicate, mas também conferem a estas coroas uma boa durabilidade e resistência. São uma poupança de tempo, uma vez que são fáceis de aparar com brocas dentárias ou tesouras de coroa e podem depois ser facilmente ajustadas com um alicate. A composição da coroa permite o ajuste da coroa. Estas coroas proporcionam uma boa durabilidade e resistência. Acabamento de superfície suave para conforto do paciente e para ajudar a minimizar a acumulação de placa bacteriana. Têm uma boa forma anatómica e estética. São fabricadas numa tonalidade universal que é suficientemente translúcida para permitir o ajuste da tonalidade de acordo com o tipo de material de revestimento.

2) Coroas de tiras

As coroas anteriores primárias em tira foram desenvolvidas como resposta ao problema estético e funcional das coroas em aço inoxidável. Esteticamente, proporcionam uma semelhança impressionante com o dente primário original. Funcionalmente, permitem o desgaste incisal normal dos dentes decíduos. No entanto, a sua utilização estava limitada aos dentes decíduos com esmalte suficiente para a retenção da ligação após a remoção da cárie.[26]

As coroas de tiras de compósito coladas com resina (Figura 37) são a restauração de primeira escolha para muitos clínicos, principalmente devido à estética superior e à facilidade de reparação se a coroa posteriormente lascar ou fraturar. No entanto, é a opção mais sensível à técnica. A contaminação da humidade com sangue ou saliva pode interferir com a ligação, e a hemorragia pode alterar a tonalidade ou a cor do material. Para além disso, deve permanecer uma estrutura dentária adequada após a remoção da cárie para assegurar que existe uma área de superfície suficiente para a colagem.[12]

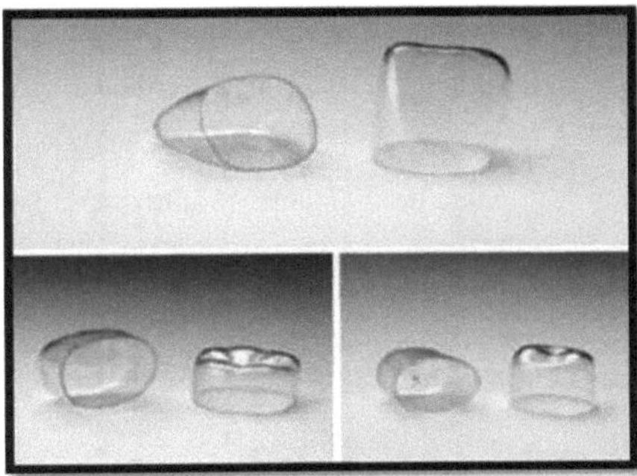

Figura 37: Coroas em tira

Técnica clínica

Seleção da coroa de tiras

a. Selecionar o tamanho adequado da forma de coroa a partir da medição mesio-distal do bordo incisal do dente ou comparando visualmente o comprimento do seu bordo incisal com o de uma forma de coroa invertida colocada adjacente ao bordo incisal do dente.

b. Cortar o excesso de material da forma, ou seja, o colar cervical e a patilha, com uma tesoura de festooning curva (Figura 38a).

c. Faça furos no bordo incisal da coroa. Estes orifícios permitirão uma abertura para a resina composta fluir durante a colocação da polimerização.

Preparação dos dentes

a. Reduzir as superfícies interproximais com uma broca cónica de diamante, produzindo uma margem cervical em ponta de faca idêntica à de uma preparação de coroa de aço inoxidável (Figura 38b).

b. Remover o bordo incisal cerca de 1 mm.

c. Arredondar ligeiramente todos os ângulos da linha. Só deve ser removido o mínimo de esmalte labial e lingual. A remoção mínima elimina a necessidade de limpar a superfície do esmalte com uma pasta de profilaxia não fluoretada, ao mesmo tempo que torna a superfície do esmalte áspera e remove quaisquer áreas de formação de esmalte sem prisma.

d. Coloque um pequeno rebaixo cervical na margem gengival da superfície labial com um cone invertido. Esta área de corte inferior servirá como um bloqueio mecânico para ajudar na retenção.

e. Pretende-se uma redução mínima do esmalte porque a retenção da restauração se baseia na qualidade e na quantidade da área de superfície do esmalte exposta ao procedimento de condicionamento ácido.

f. Remova as lesões cariosas existentes (Figura 38c) com uma escavadora de colher ou uma broca redonda. A escavação de lesões cariosas deixará rebaixos adicionais que ajudarão na retenção da restauração.

g. Reduzir as superfícies interproximais com uma broca cónica de diamante, produzindo uma margem cervical semelhante à de uma preparação de coroa de aço inoxidável.

Colocação de coroa

a. Deve ser efectuada uma prova da forma da coroa para assegurar que as suas margens se estendem aproximadamente 1 mm para dentro do sulco gengival (Figura 38d).

b. A cor da resina composta é agora escolhida, normalmente uma cor muito clara para combinar com o dente existente, se ainda houver esmalte suficiente, ou com os dentes adjacentes. Se todos os incisivos estiverem muito deteriorados, deve ser escolhida uma cor clara para os quatro dentes.

c. Revestir toda a superfície de esmalte exposta com um condicionador dentário de ácido fosfórico durante 1 minuto, depois lavar cuidadosamente a área com água e secar ao ar (Figura 38e). É essencial que a superfície condicionada permaneça seca e livre de contaminação por humidade.

d. Pintar toda a superfície de esmalte gravada com agente de ligação e curá-la durante 15 segundos, se aplicável, de acordo com as instruções do fabricante.

e. Se forem restaurados vários dentes, sugere-se que cada coroa seja preenchida e polimerizada individualmente com formas de coroa não preenchidas nos respectivos dentes para garantir um espaçamento adequado entre as restaurações.

f. Preencher cuidadosamente a forma da coroa com resina para evitar o aprisionamento de bolhas de ar, o excesso de material deve fluir através da abertura feita na superfície incisal, o enchimento excessivo da coroa com material compósito resulta na rutura das costuras mesial e distal da coroa e, em última análise, na falha da coroa, pelo que se recomenda um enchimento mínimo ou ótimo.

g. Posicione a coroa preenchida sobre o dente preparado de modo a que se estenda 1 mm abaixo da margem gengival e esteja em oclusão correta com a dentição oposta, remova o excesso de resina composta da margem gengival e da área da abertura incisal com um explorador ou raspador antes de ser polimerizada.

h. A resina composta é polimerizada durante 1 min, tendo o cuidado de polimerizar cuidadosamente tanto a nível vestibular como palatino (Figura 38f &g).

i. Após a polimerização, remover a forma da coroa. Para o efeito, em vez de utilizar um instrumento rotativo, recomenda-se a utilização de um instrumento manual afiado, como um escultor cleoid/discoid, para descolar a tira da coroa. Isto resultará em danos mínimos na restauração polimerizada e, consequentemente, pouco do brilho da superfície da coroa labial é preservado, aplique **pressão contra-digital para benefício do paciente.**

j. Poderão ser necessários pequenos ajustes na oclusão, que podem ser efectuados com uma broca de acabamento. Não efetuar o acabamento da superfície labial, uma vez que a polimerização da resina contra a forma plástica proporciona o acabamento superficial mais suave e resistente a manchas possível.

k. Em casos de cáries presas de cor preta, pode ser utilizado um agente de mascaramento, caso contrário, devido à caraterística transparente dos compósitos de resina, a cor escura da lesão escavada será vista através da restauração (Figura 38 h & i).

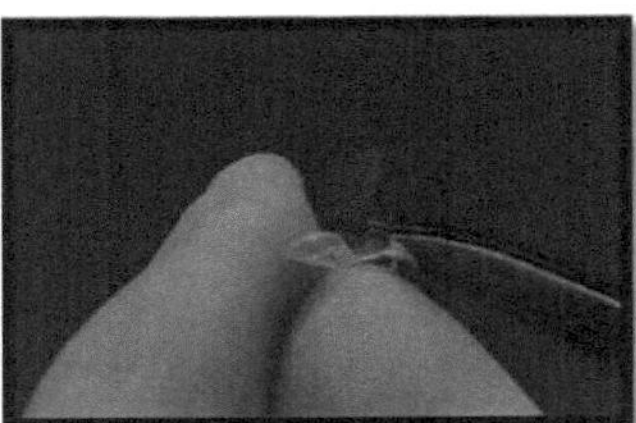

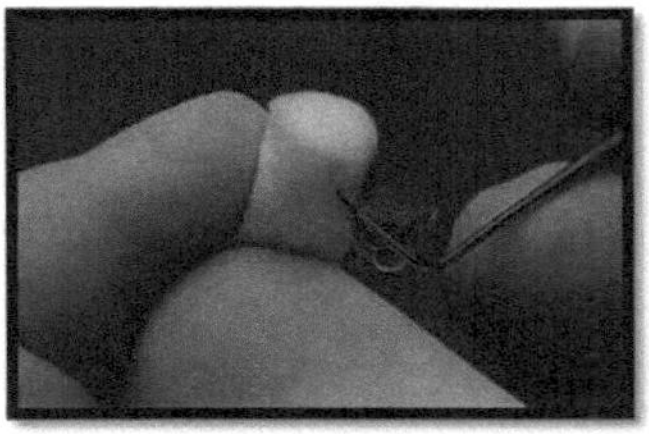

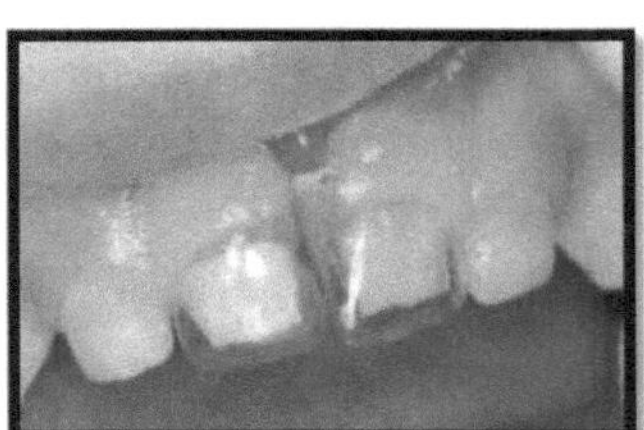

Figura 38a: Seleção da coroa
Figura 38 b: Preparação da coroa

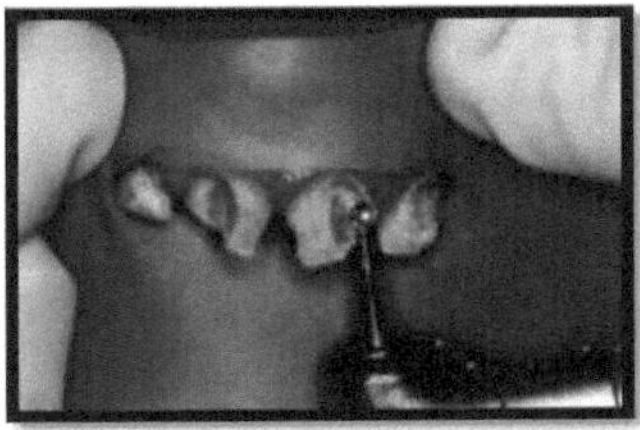

Figura 38c: Escavação de cárie na superfície vestibular
Figura 38d: Ensaio da coroa

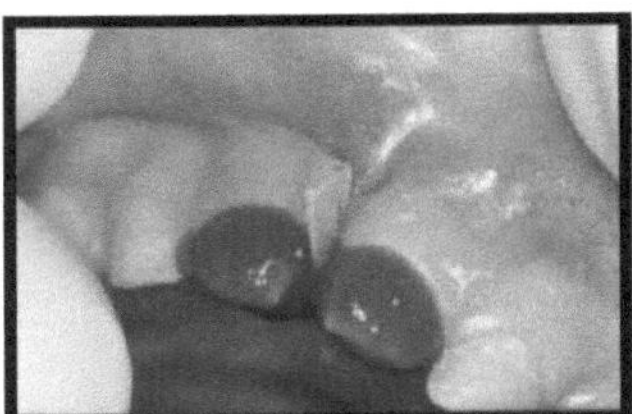

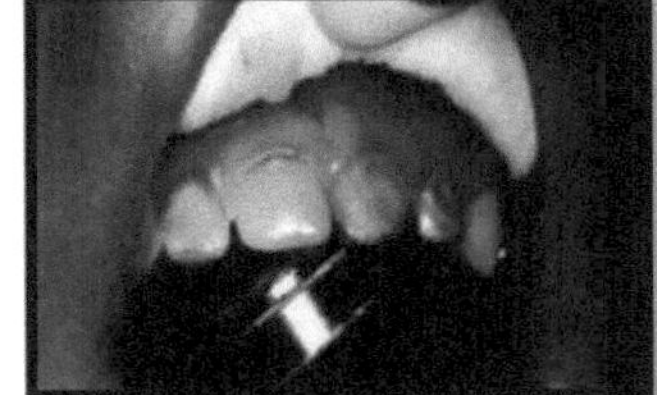

Figura 38e: Condicionamento ácido do esmalte
Figura 38f: Cura da resina composta

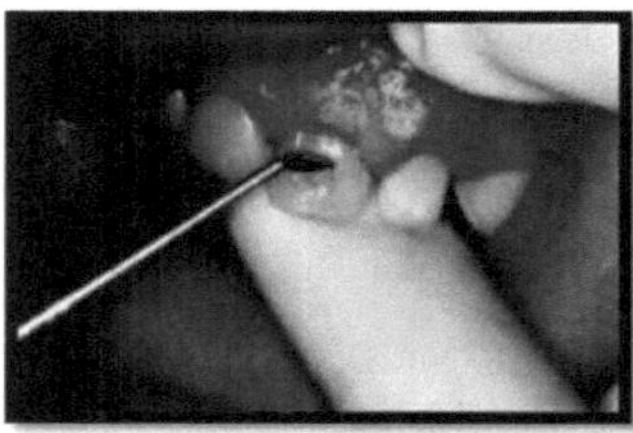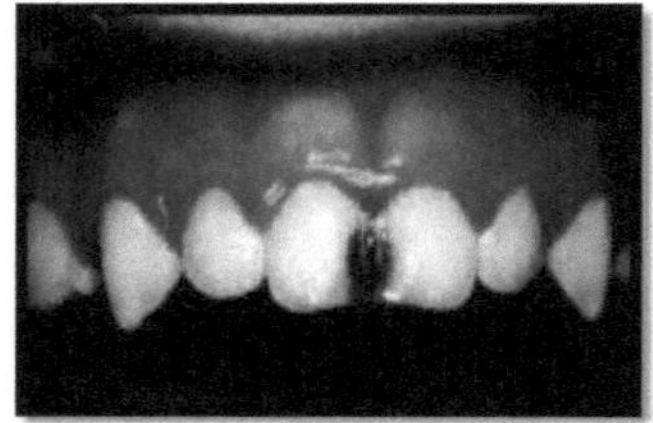

Figura 38 g: Utilização de um escultor de corte para retirar a coroa da tira

Figura 38 h: Antes da utilização do agente de mascaramento seguido da colocação da coroa

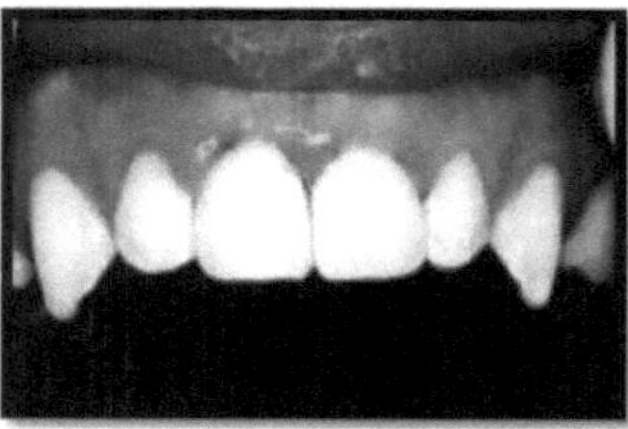

Figura 38 i: Após a utilização do agente de mascaramento seguido da colocação da coroa

Figura 38: Técnica de colocação de coroas em tira

Vantagens

As vantagens destas coroas incluem:

    a. Ideal para a formação de dentes anquilosados

    b. Simples de colocar e aparar

    c. A remoção é rápida e fácil

    d. Combina facilmente com a dentição natural e deixa uma superfície lisa e brilhante

    e. Controlo fácil da cor com compósito, proporcionando uma qualidade estética superior

    f. Fácil de reparar.

    g. É atingido um elevado nível de satisfação dos pais e dos pacientes.

Desvantagens

    a. É altamente sensível à técnica

    b. É necessária uma estrutura dentária adequada

    c. Qualquer falha na seleção do paciente, no controlo da humidade e da hemorragia, na preparação do dente e na colocação da resina pode levar ao fracasso.

3) Coroa do casaco Pedo

A Pedo Jacket é uma forma de coroa semelhante à coroa de tiras de resina, a única diferença é a **"jaqueta"**, que é feita de um material de co-poliéster da cor do dente e é preenchida com material de resina e deixada no dente após a polimerização, em vez de ser removida como a forma de coroa

de celuloide (Figura 39). Estas coroas são económicas e são facilmente dimensionadas e aparadas com tesouras e 32
pode ser facilmente adaptada sobre dentes irregulares.

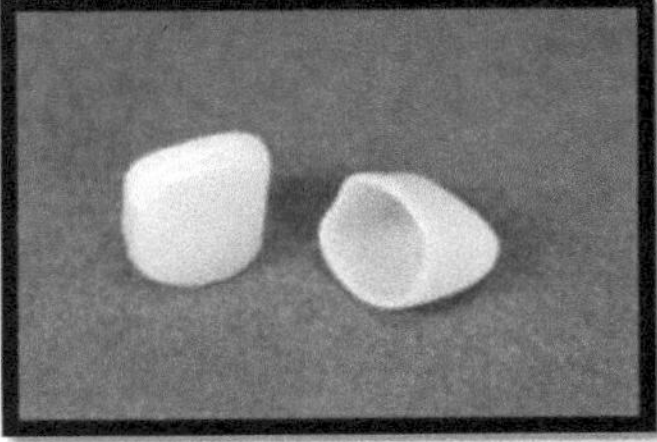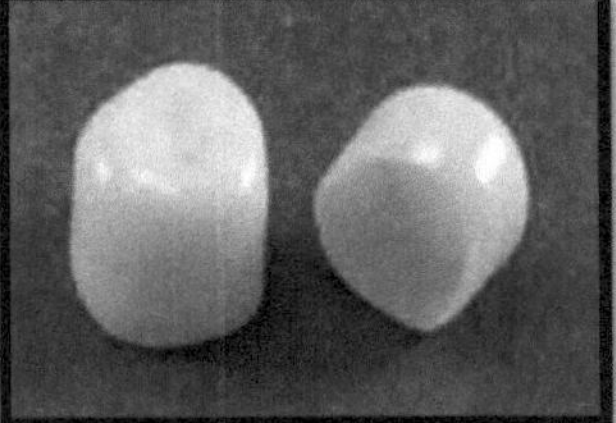

Figura 39: Coroas Pedo jacket para dentes anteriores e posteriores)5

Vantagens

a. Estas coroas não se partem

b. Estas coroas não mancham

c. Ao contrário das coroas de tiras, estas coroas não estalam.

d. Tal como as coroas de tiras, estas coroas podem ser facilmente aparadas ou cortadas com uma tesoura, durante a seleção da coroa.

Desvantagens

e. Estas coroas só vêm numa cor, que é muito branca, pelo que é difícil combinar com os dentes adjacentes não restaurados.

f. Estas coroas são feitas de co-poliéster, pelo que não podem ser aparadas ou remodeladas com uma broca de acabamento de alta velocidade devido ao facto de o material derreter.

g. Estas coroas são extremamente sensíveis à técnica, uma vez que, para uma retenção adequada, necessitam de uma área de ligação adequada, de um excelente controlo da humidade e da ausência de hemorragia.

4) Coroas do novo milénio

Esta coroa é outra modificação das coroas de tiras e semelhante em forma às coroas Pedo Jacket, exceto que é feita de um material de resina composta melhorado em laboratório. Tal como as anteriores

Na descrição das jaquetas Pedo, a forma da coroa é preenchida com material de resina e colada ao dente. Ao utilizar a resina composta melhorada em laboratório, os fabricantes conseguiram ultrapassar as principais desvantagens da coroa Pedo jacket, ou seja, em contraste com as Pedo jackets, estas coroas podem ser facilmente acabadas e remodeladas com uma broca de alta velocidade e é possível obter um maior grau de estética (Figura 40).

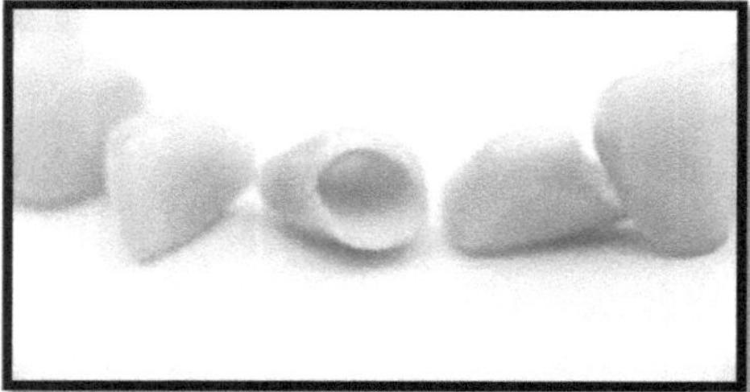

Figura 40: Coroas do novo milénio

Estas coroas estão a ser comercializadas pelo success essentials, laboratório de manutenção de espaço e estão disponíveis para todos os dentes anteriores e posteriores.

Vantagens

a. Estas coroas são muito estéticas

b. Estas coroas podem ser facilmente acabadas e remodeladas com uma broca de alta velocidade, depois de serem coladas ao dente.

Desvantagens

a. Estas coroas são muito frágeis e podem rachar ou fraturar se forem forçadas sobre uma preparação que não tenha sido adequadamente reduzida.

b. Estas formas de coroa são também significativamente mais caras do que as jaquetas Pedo e as coroas Strip.

c. Estas coroas são extremamente sensíveis à técnica, uma vez que, para uma retenção adequada, necessitam de uma área de ligação adequada, controlo da humidade e ausência de hemorragia.

5) Coroa de vidro artístico

Também são designadas por coroas de tecnologia de vidro (Figura 41). As coroas de tecnologia de vidro são coroas pré-formadas feitas de Artglass, que é um polímero de vidro, que proporciona uma sensação natural, capacidade de adesão e simpatia associadas ao compósito, mas a estética e a longevidade da porcelana. É estável em termos de cor, o desgaste do vidro polimérico é semelhante ao do esmalte, é gentil com a dentição oposta, resistente à placa bacteriana e sem qualquer interface de compósito. Os materiais de enchimento únicos de micro-vidro e sílica são propostos para proporcionar uma maior durabilidade e uma excelente estética do que as coroas de tiras.[13]

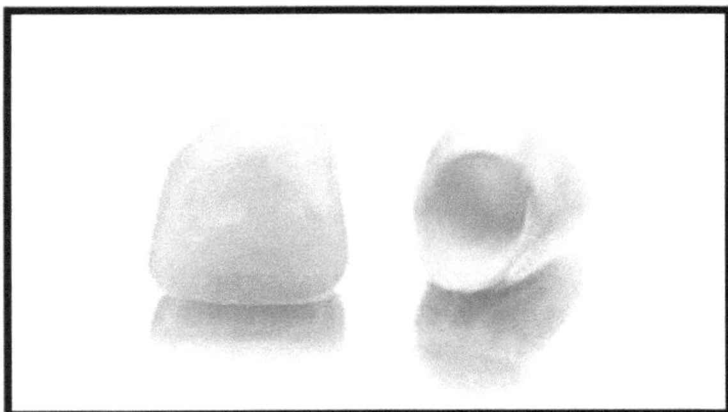

Figura 41: Coroa Glasstech para dentes anteriores

Estas coroas têm uma espessura de cerca de 0,5 mm e são comercializadas pelos Laboratórios Glasstech. Estas coroas estão disponíveis para todos os dentes anteriores e posteriores, em 6 tamanhos e em todas as cores Vita.

Vantagens

a. Dureza semelhante à do esmalte, sensação natural para o paciente.

b. O elevado teor de carga inorgânica torna-o estável em termos de cor e resistente à placa bacteriana.

c. A resistência à flexão é superior a 50% à da porcelana, pelo que há menos probabilidades de fratura.

d. Oferece a facilidade e a aderência de um compósito.

e. Proporciona a estética e as qualidades duradouras da porcelana.

f. Facilmente ajustável ou reparado intra-oralmente, requer menos tempo de cadeira.

Avanços recentes

1. Coroas de concha

Uma nova técnica para a reabilitação estética dos dentes anteriores do maxilar com coroas de compósito feitas à medida com uma abordagem indireta. Perfeição da restauração utilizando um posicionador de silicone.[5] Abordagem indireta, pelo que a maior parte do trabalho é feita no molde, reduzindo assim o tempo na cadeira.

2. Coroas flexíveis

Estas são as coroas pré-formadas recentemente lançadas (Figura 42), feitas de aço inoxidável e com face branca, ultrapassando assim os problemas estéticos associados às coroas de aço inoxidável simples.[34] Estas coroas podem ser manipuladas e manuseadas de forma semelhante às coroas de aço inoxidável convencionais. Podem ser frisadas na superfície facial e lingual, podem também ser apertadas na mesial e distal para permitir uma melhor adaptação sem o receio de comprometer a força de ligação. Estão disponíveis na cor branca e são 1 mm mais curtas do que as coroas de aço inoxidável padrão, o que pode ser útil para poupar tempo na cadeira e podem ser aparadas com tesoura ou pedra verde.

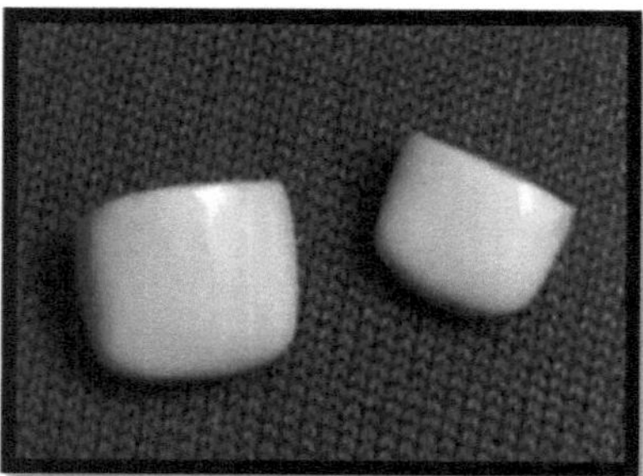

Figura 42: Coroas flexíveis

3. Coroas pediátricas Life like

Estas coroas são consideradas melhores do que as coroas de zircónio e são convenientemente compatíveis com qualquer compósito de restauração.[35] São altamente duráveis e esteticamente translúcidas, pelo que se afirma que proporcionam um aspeto de dente natural ao dente restaurado. Estas coroas têm uma cor estável que não mancha, descolora ou desvanece (Figura 43). Ambas as coroas estão a ser comercializadas pela Success Essentials, Space Maintainers Laboratory e estão disponíveis para todos os incisivos centrais e laterais maxilares com uma gama de tamanhos de 1-6.

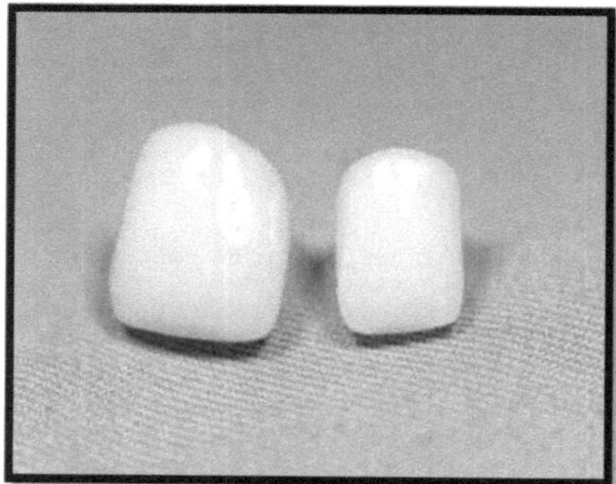

Figura43: Coroas semelhantes à vida

4. Coroas de zircónio pré-formadas

O nome "Zircónio" provém de uma palavra árabe "Zargon" que significa "cor dourada". O dióxido de zircónio (ZrO_2) foi identificado acidentalmente pelo químico alemão Martin Heinrich Klaprothin 1789, quando trabalhava com certos procedimentos que envolviam o aquecimento de algumas pedras preciosas. Foi documentada a primeira utilização recomendada do Zircónio como biomaterial cerâmico sob a forma de cabeças esféricas para Substituições Totais da Anca (THR). Nas fases iniciais de desenvolvimento, foram testadas muitas combinações de soluções sólidas (ZrO2-MgO, ZrO2-CaO, ZrO_2-Y_2O_3) para aplicação biomédica. Nos anos 90, o material de zircónio foi utilizado como pinos endodônticos[36] e como pilares de implantes. Isto anunciou a utilização do zircónio na medicina dentária.

As coroas pré-fabricadas são constituídas por zircónia parcialmente estabilizada com óxido de ítrio, em particular policristais de zircónia tetragonal de ítrio, também conhecida como zircónia monoclínica ou monolítica, cuja composição e propriedades físicas são indicadas abaixo (Quadro 3) .[37]

Property	TZP material
Colour	White
Chemical composition	Zirconium oxide and yttrium oxide 3mol% Hafnium oxide, <2% aluminium oxide Silicon oxide< 1%
Density(gmcm^{-3})	>6
Porosity %	<0.1
Bending strength MPa	900-1200
Compression strength MPa	2000
Fracture toughness K$_{ic}$	7-10
Coefficient of thermal expansion K^{-1}	11×10^{-6}
Thermal conductivity Wmk^{-1}	2
Hardness HV 0.1	1200

Tabela 3: Propriedades físicas da zircónia

As suas propriedades mecânicas são muito semelhantes às dos metais, mas tem uma cor semelhante à dos dentes. Estas propriedades mecânicas permitem uma redução substancial da espessura do núcleo. As tensões cíclicas são também bem toleradas por este material extremamente biocompatível. Deste modo, pode dizer-se que este material tem potencial para ser utilizado em restaurações de maiores dimensões e na zona molar.

As coroas de zircónio primárias prontas a usar disponíveis para restauração de incisivos e molares primários são coladas diretamente no dente. As várias coroas de zircónio pré-formadas disponíveis no mercado são:

a) **NuSmile ZR**

Estas coroas são feitas de cerâmica de zircónia monolítica de alta qualidade, com aspeto de dentes naturais e uma resistência do material 9 vezes mais forte do que os dentes naturais. São fáceis de colocar e oferecem uma durabilidade superior para durar até à esfoliação do dente, sem necessidade de reparações contínuas. A translucidez da cerâmica de zircónia foi optimizada para uma estética natural e para evitar o problema de dentes escuros que transparecem nos dentes tratados pulparmente. Os incisivos centrais superiores são fabricados à direita e à esquerda e estão disponíveis numa gama de tamanhos de 0-6. Os incisivos inferiores são fabricados num estilo universal (Figura 44).

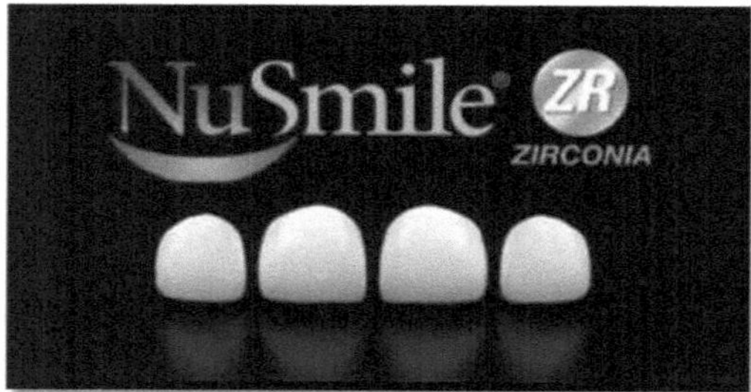

Figura 44: Coroas de zircónio NuSmile

As coroas posteriores são fabricadas como direita e esquerda, superior e inferior com 1º molar primário disponível em Regular ou Estreito. Está disponível em 3 tonalidades, ou seja, Pedo1, Pedo3, Pedo4.

b) **EZ-PEDO**

A EZ-PEDO é a primeira a introduzir as coroas de zircónia monolítica para crianças, a zircónia monolítica elimina o problema das lascas e das superfícies fracturadas, estas coroas são fabricadas com a tecnologia Zir-lock, que aumenta a área de superfície interna, maximizando assim a retenção, estas coroas têm uma superfície facial vidrada e uma superfície oclusal não vidrada, proporcionando assim uma estética com um desgaste mínimo. Estas coroas podem ser facilmente autoclavadas sem causar qualquer alteração na cor ou na integridade estrutural (Figura 45).

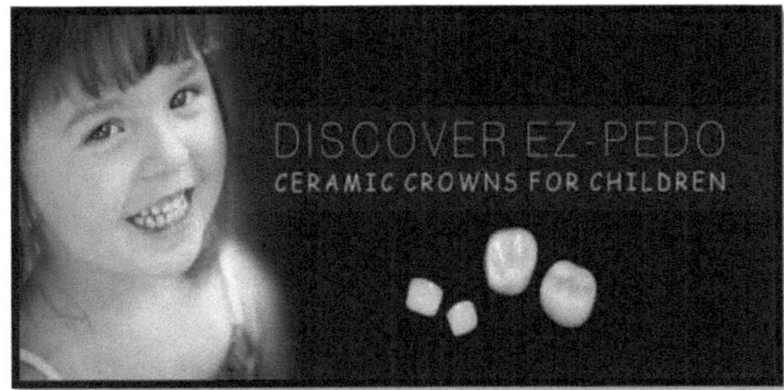

Figura 45: Coroas de zircónio EZ-Pedo

Estas coroas estão disponíveis para dentes anteriores e posteriores, com incisivos e caninos maxilares disponíveis para os lados direito e esquerdo com uma gama de tamanhos de 1-6, e incisivo mandibular em tamanho universal numa gama de tamanhos de 1-4. Para 1st e 2nd molar as opções disponíveis são maxilar/mandibular, L/R com gama de tamanhos 2-7.

c) **Zircónio Kinder Krowns**

Estas coroas são fabricadas a partir de matérias-primas da TOSOH Corporation, Japão, (Figura 46), que é o líder mundial do mercado de dióxidos de zircónio fabricados utilizando os mais recentes processos de hidrólise e nanotecnologias, estas coroas têm uma superfície microscopicamente livre de riscos que minimiza o desgaste do oponente.

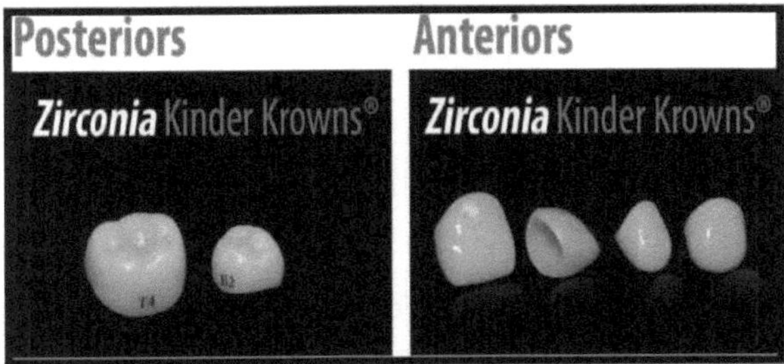

Figura 46: Coroas de zircónio Kinder

As coroas para dentes anteriores estão disponíveis em contorno universal ou para os lados direito e esquerdo, em duas opções de comprimento como regular ou curto e em duas tonalidades, ou seja, pedo1 e pedo2, com uma opção de tamanho de 1-6. As coroas posteriores estão disponíveis para 1st e 2nd molares e estão disponíveis em tamanhos regulares e médios com ambas as cores pedo1 e pedo2

d) **Coroas Cheng Zircónia**

Estas coroas são feitas de zircónia monolítica e são biocompatíveis, autoclaváveis e mais duráveis do que o esmalte natural. A zircónia e o processo de sinterização utilizado conferem a estas coroas a classificação de resistência à flexão mais elevada de qualquer coroa pediátrica e, com uma translucidez moderada, estas coroas têm uma superfície facial fina, paredes finas e arcos mesio-distais baixos. Estas qualidades garantem uma preparação mínima dos dentes para um melhor ajuste. Estas coroas são fornecidas com uma tonalidade gradiente que proporciona uma cor natural do dente. Estas são as únicas coroas de zircónio pré-crimpadas (Figura 47) disponíveis no mercado, as margens crimpadas dão um perfil de emergência mais natural juntamente com retenção. Estas coroas estão disponíveis para dentes anteriores e posteriores, com uma gama de tamanhos de 1-6 para anteriores e 1-7 para posteriores.

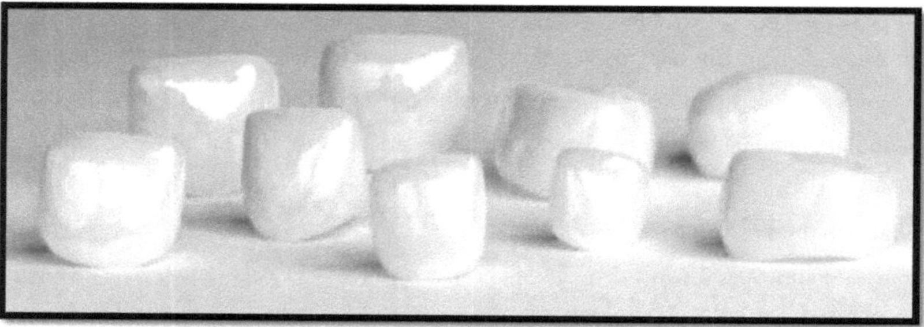

Figura 47: Coroas Cheng Zircónia

Vantagens

    a) Estética superior e aspeto natural
    b) Tempo de cadeira curto
    c) Altamente durável
    d) Alta resistência

Desvantagens

    a) A zircónia pode causar desgaste oclusal no dente antagonista
    b) Estas coroas não são engastáveis

CAPÍTULO 4

Conclusão

Para que a criança funcione bem, seja socialmente aceitável, desenvolva uma autoimagem e esteja livre de dor e infeção, os dentes devem ser mantidos num estado de boa saúde. A causa mais comum de perda de estrutura dentária em crianças inclui cárie dentária e trauma. Têm sido utilizadas diferentes técnicas e materiais para as restaurações de dentes cariados ou fracturados. A amálgama tem sido o principal material de restauração para cavidades de classe I e classe II. Outras opções estéticas bem sucedidas incluem os cimentos de ionómero de vidro e os compósitos, mas os dentes grosseiramente cariados, com uma estrutura dentária disponível limitada, não podem ser totalmente reproduzidos, em termos anatómicos e funcionais, pelos materiais de restauração. A mudança de perceção em relação ao tratamento dentário levou à utilização de restaurações extra-coronárias, sendo as coroas que ajudaram a aumentar a força e a melhorar o aspeto do dente, proporcionam uma boa retenção, resistência ao desgaste, durabilidade e são fáceis de colocar, além de reproduzirem a função, a estética e a morfologia do dente.

As coroas metálicas pré-formadas para dentes molares decíduos foram descritas pela primeira vez em 1950 por Engel, seguido por Humphrey. Estas coroas de aço inoxidável foram aprovadas para utilização após terapia pulpar, restauração de dentes fracturados, pilar para manutenção de espaço e para dentes com desgaste extenso, mantêm a integridade oclusal, mantêm o espaço natural para a erupção dos dentes sucessivos e ajudam a prevenir uma futura má oclusão. Apesar das várias vantagens, as coroas de aço inoxidável têm uma estética pobre e não são úteis para a restauração de dentes anteriores. A colocação destas coroas é também morosa, pelo que a sua utilização se tornou desagradável para os pais.

Foram apresentadas várias modificações e novas coroas estéticas para ultrapassar as desvantagens das coroas de aço inoxidável. Estas modificações incluem coroas de aço inoxidável de face aberta e folheadas. As coroas de aço inoxidável de face aberta têm uma janela facial cortada onde a resina composta é colada ao dente, enquanto que nas coroas pré-envernizadas (coroas primárias NuSmile, Kinderkrowns). Ambas as coroas têm uma estética superior à das coroas de aço inoxidável convencionais. No entanto, a sua durabilidade é comprometida devido à limitação da cravação. Estas coroas são também volumosas, muito caras e não têm um aspeto natural.

Em meados da década de 1990, foram introduzidas as coroas estéticas que incluíam policarbonato e coroas de tira. Estas coroas ofereciam uma estética superior e satisfaziam as exigências dos pacientes e dos seus pais.

Uma invenção inovadora no domínio das coroas estéticas é a utilização de Pedo Pearls. Estas são coroas de alumínio com resina epóxida. Estas coroas têm uma melhor estética e uma técnica de colocação mais fácil. Estas coroas são relativamente macias e podem comprometer a sua durabilidade.

No entanto, a sua retenção depende da quantidade de estrutura dentária remanescente após a remoção da cárie. O Artglass (Kulzer), um polímero tridimensional que contém resina de metacrilato, é outro sistema mais recente, que proporciona um resultado estético prometedor.

Recentemente, foram introduzidas coroas de resina pré-fabricadas com o nome de coroa Pedo Jacket, que alegam resultados estéticos superiores. No entanto, não foram efectuados estudos clínicos para avaliar estas restaurações de coroas de resina co-ployester. Também têm uma capacidade limitada de acabamento e contorno marginal.

Os recentes avanços nas coroas estéticas são as coroas em zircónio, coroas realistas e coroas flexíveis. Proporcionam uma maior resistência e são compatíveis com quaisquer outros materiais de restauração.

Apesar do vasto espetro de coroas pediátricas clínicas disponíveis, a seleção da coroa apropriada deve ser orientada de acordo com as necessidades dos pacientes. A utilização de restaurações estéticas tornou-se um aspeto importante da medicina dentária pediátrica. A criança, sendo um indivíduo dinâmico, precisa de ter uma autoimagem positiva para crescer como um indivíduo equilibrado. Por conseguinte, em caso de aparência inestética dos dentes anteriores cariados ou traumatizados, necessitam de restaurações que sejam esteticamente agradáveis. No entanto, não se pode dizer que um único tipo de coroa seja o melhor, uma vez que algumas coroas sacrificam a estética, enquanto outras sacrificam a resistência e a durabilidade. Em conclusão, a escolha da técnica de restauração depende das preferências do operador, das exigências estéticas dos pais e do **comportamento da criança, que** afectam o resultado final da seleção da coroa ideal.

CAPÍTULO 5

Referências

1. Selene JBR, Dulce MVN, Rene GC, Rogello JSV, Luis JGQ, Norma LRB. Efeitos da irradiação ultravioleta na resistência de união de uma resina composta aderida à coroa de aço incxidável. Pediatric Dent.2013;35(1):23-26.

2. Innes NPT, Ricketts D, Evans DJP.Preformed Metal Crowns for Decayed Molar Teeth. Cochrane Database Syst Rev. 2007;24(1):1-10.

3. Paul S, Zahir S. Uma avaliação comparativa das coroas estéticas para dentes anteriores primários. Guident. 2012;5(5):52-54.

4. Beattie S, Taskonak B, Jones J, Chin J, Sanders B, Tomlin A, Weddell J. . Resistência à fratura de três tipos de coroas de aço inoxidável estéticas primárias.J Can Dent Assoc. 2011;77:1-7.

5. Page FAL, Boyd HD, Davidson ES, Mc-Kay KS, Thomson MW, Innes PN. Aceitabilidade da técnica de hall para pais e filhos. J NewZealand Dental.2014:14-17.

6. Harlur BS, Naif SG, Aldowah, Al-Hytham A. Avaliação quantitativa da capacidade de aderência da placa dentária às coroas provisórias normalmente utilizadas. J Int Oral Health. 2012:Sep-Dez;4(3):17-21.

7. Eyuboglu OD, Belduz ND, Kocogullari EMD. Resistência ao cisalhamento de coroas posteriores de aço inoxidável pré-revestidas. Yil. 2006:25-29

8. Keinan D, Eliyahu M, Zilberman U. Absorção de níquel, crómio e ferro pela superfície radicular de molares primários cobertos com coroas de aço inoxidável. Int J Dent.2010:1-4. Associação Dentária da Namíbia. Swakopund, Namíbia: www.namabiadent.com.

9. Pinkham JR, Camassimo PS, Fields Jr. HW, McTique DJ, Nowak A. Pediatric Dentistry: Infancy Through Adolescence.4th ed. Elsevier Publishing; 2005; 341-374.

10. Randall RC.Coroas metálicas pré-formadas para dentes molares decíduos e permanentes: revisão da literatura.Pediatric Dent. 2002;24(5):489-500.

11. Ram D, Fuks AB.Desempenho clínico a longo prazo do molar primário protético Coroas. Odontopediatria. 2003;25:582-584.

12. Ram D, Fuks AB.Desempenho clínico a longo prazo do molar primário protético Coroas. Odontopediatria. 2003;25:582-584.

13. Webber DL.A Method of Restoring Primary Anterior Teeth with the Aid of a Celluloid Crown Form and Composite Resins. Pediatric dent. 1978;1(4).

14. Quesis H, Atwan S, Pajtas B, Casamassmo S. Utilização de coroas anteriores revestidas a aço inoxidável por dentistas pediátricos. Pediatric Dent. 2010:Oct;32(5):413-6.

15. Kupietzky A, Waggoner WF. Satisfação dos pais com coroas de tiras de resina composta coladas para incisivos primários. Pediatric Dent.2004;26(4):337-340.

16. Muthu MS, Sivakumar N. Pediatric Dentistry Principles and Practice:Crowns in Pediatric Dentistry. 1st ed. Elsevier Publishing; 2009; 234-242.

17. Marwah N.Textbook of pediatric dentistry. 3rd ed. Jaypee Publishing;2014;597-599.

18. Mink JR, Bennett IC. A coroa de aço inoxidável.J Ont Dent Assoc. 1968;45(10):420-430.

19. Croll TP. Coroas posteriores pré-formadas em aço inoxidável: Uma atualização. Compêndio. 1999;20(2):89-104.

20. Tondon S.Textbook of Pediatric Dentistry.2nd ed. Editora Paras; 2009;364-370.

21. Mathewson J R,Primusch R.E. Fundamentals of Pediatric Dentistry.3rd Ed. Quintessence Publishing;240-353.

22. Pinkham JR, Camassimo PS, Fields HW, McTique DJ, Nowak.Pediatric Dentistry: Infancy Through Adolescence. 4th ed.Elsevier Publishing; 2005;360-261.

23. Salma FS, Myers DR. Coroa de aço inoxidável em pedodontia clínica: Uma revisão. The Saudi Dental Journal. 1992;4(2):70-4.

24. Seale NS. A utilização de coroas de aço inoxidável. Pediatric Dent. 2002;24(5):501-505.

25. Goto G, Imanishi T, Machida Y. Avaliação clínica da coroa pré-formada para dentes decíduos dentes. Bull Tokyo Dent Coll. 1970;11(3):169-176.

26. Paunio P, Eriksson AL, Isotupa K. Adequação de coroas iónicas para a restauração de molares decíduos. Proc Finn Dent Soc. 1980;76(1):25-9.

27. Hoogstraten IMW, Andersen KE, Von Blomberg BME, Boden D, BruynzeeldP,Burrows D, Camarasa JG, Dooms-Gossens A, Kraal G, Lahti. Reduced frequency of nickel allergy upon oral nickel contact at a early age. ClinExpImmunol. 1991;85:441-5.

28. Hoogstraten IMW, Andersen KE, Von Blomberg BME, Boden D, BruynzeeldP,Burrows D, Camarasa JG, Dooms-Gossens A, Kraal G, Lahti. Reduced frequency of nickel allergy upon oral nickel contact at a early age. ClinExpImmunol. 1991;85:441-5.

29. Adewumi A, Kays WD.Aspiração de coroas de aço inoxidável durante a sedação em odontopediatria. Pediatric Dent.2008;30(1):59-62.

30. Hoogstraten IMW, Andersen KE, Von Blomberg BME, Boden D, BruynzeeldP,Burrows D, Camarasa JG, Dooms-Gossens A, Kraal G, Lahti. Reduced frequency of nickel allergy upon oral nickel contact at a early age. ClinExpImmunol. 1991;85:441-5.

31. Sahana S, Vasa KAA, Sekhar R. Coroas estéticas para dentes decíduos: uma visão geral. Anais

& Essência da Medicina Dentária. 2010:Apr-Jun;2(2):88-93.

32. Laboratório de manutenção do espaço: Chatswort, Califórnia: http://www. appliancetherapy. com/global_center/se/tools_product.aspx?pid=49.

33. Laboratório de manutenção do espaço: Chatswort, Califórnia: http://www.appliancetherapy. com/Global_Center/SE/tools_product.aspx?pid=650&category=Pediatric%20Products.

34. Khatri A, Nandlal B, Srilatha. Avaliação comparativa da resistência ao cisalhamento da resina composta convencional e da resina composta Nano à coroa anterior de aço inoxidável jacteada. J Indian SocPedodPrev Dent.2007:junho: 25(2)82-85.

35. Pilathadka S, Vahalova D, Vosahlo T. A zircónia: Um novo material cerâmico dentário, uma visão geral. Relatório Médico de Praga. 2007;108(1):5-12.

36. Brodbeck U. O pilar Zi Real: Um novo pilar de cerâmica para implantes. J EsthetRestor Dent. 2003;15:10-23.

37. Comunicação AEGIS. Passagem ao monolítico: Novos materiais e técnicas com preços competitivos proporcionam aos laboratórios soluções CAM económicas e automatizadas. Inside Dental Technology. 2011;2(1):70-71.